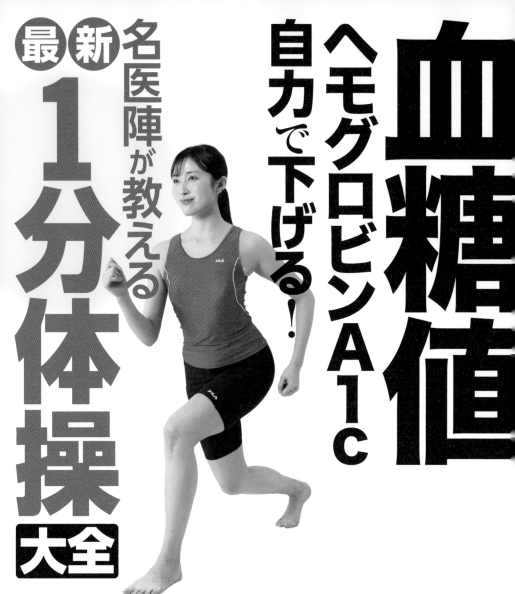

血糖値 ヘモグロビンA1c 自力で下げる！

名医陣が教える

最新 1分体操大全

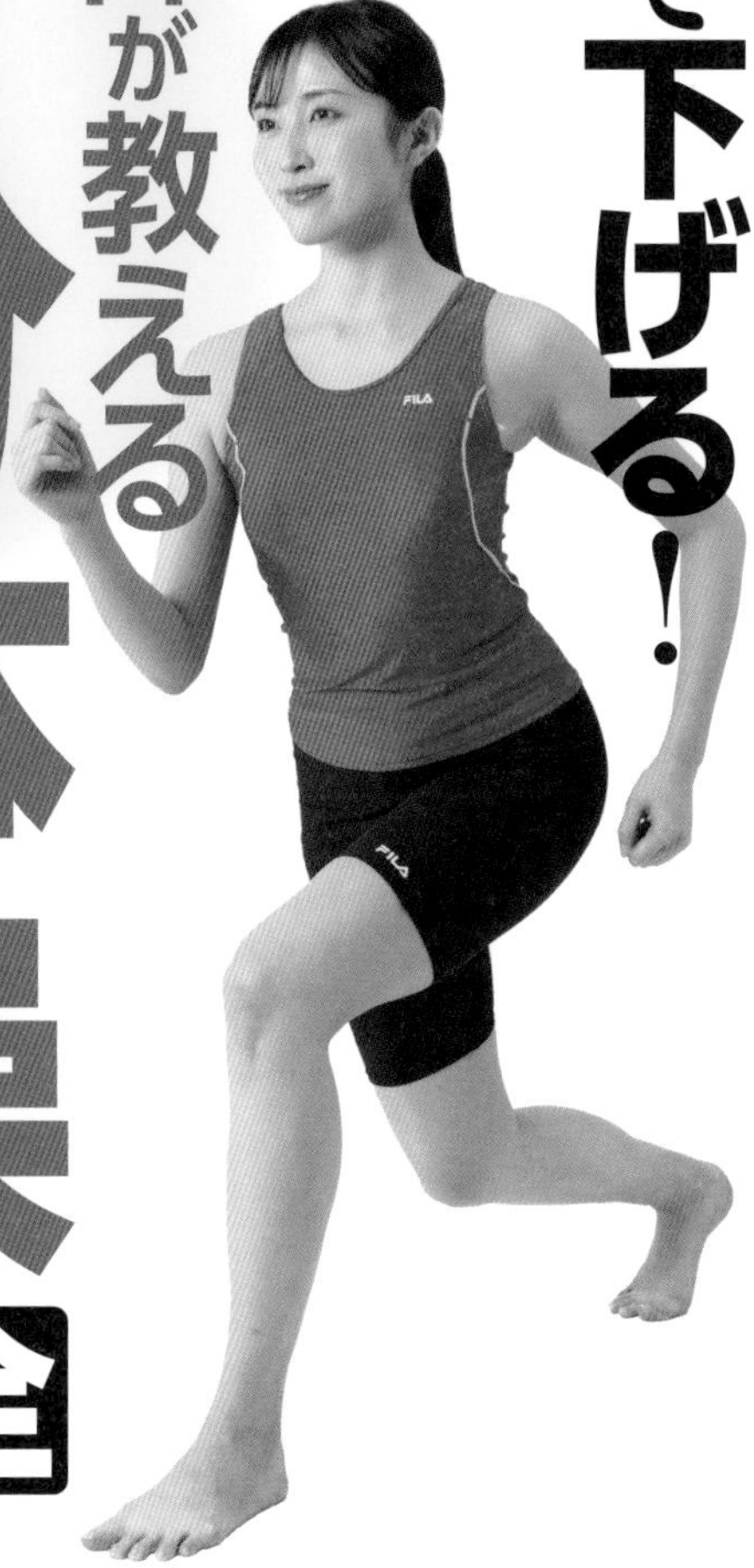

文響社

はじめに

厚生労働省の報告書（「令和元年国民健康・栄養調査報告」）によると、**糖尿病のリスクがある人は、２０１９年では２２５１万人と推定されています。**

内訳は、20歳以上のうち糖尿病が強く疑われる人は１１９６万人、可能性を否定できない人は１０５５万人。強く疑われる人には、すでに糖尿病と診断されて治療を受けている人も含まれます。

また、年齢別で見ていくと、**高齢になればなるほど糖尿病のリスクがある人の割合が増え、男女ともに50代から急激に高まっています。**

糖尿病が怖いのは、静かに進行することです。

糖尿病の初期段階では、目立った症状はほとんどありません。そして、のどが渇く、トイレが近くなる、体がだるい、疲れやすい、食べているのにやせる、目がぼやけるなどの症状が現れるようになると、すでにかなり進行している可能性があります。

そのまま放置していると、心臓病や脳卒中などの心・脳血管疾患《しっかん》、手足のしびれを引き起こす神経障害、腎臓《じんぞう》の機能障害、視力障害、さらには免疫力の低下など、さまざまな健康リスクを高めることになります。

糖尿病リスク患者数の推移（20歳以上）

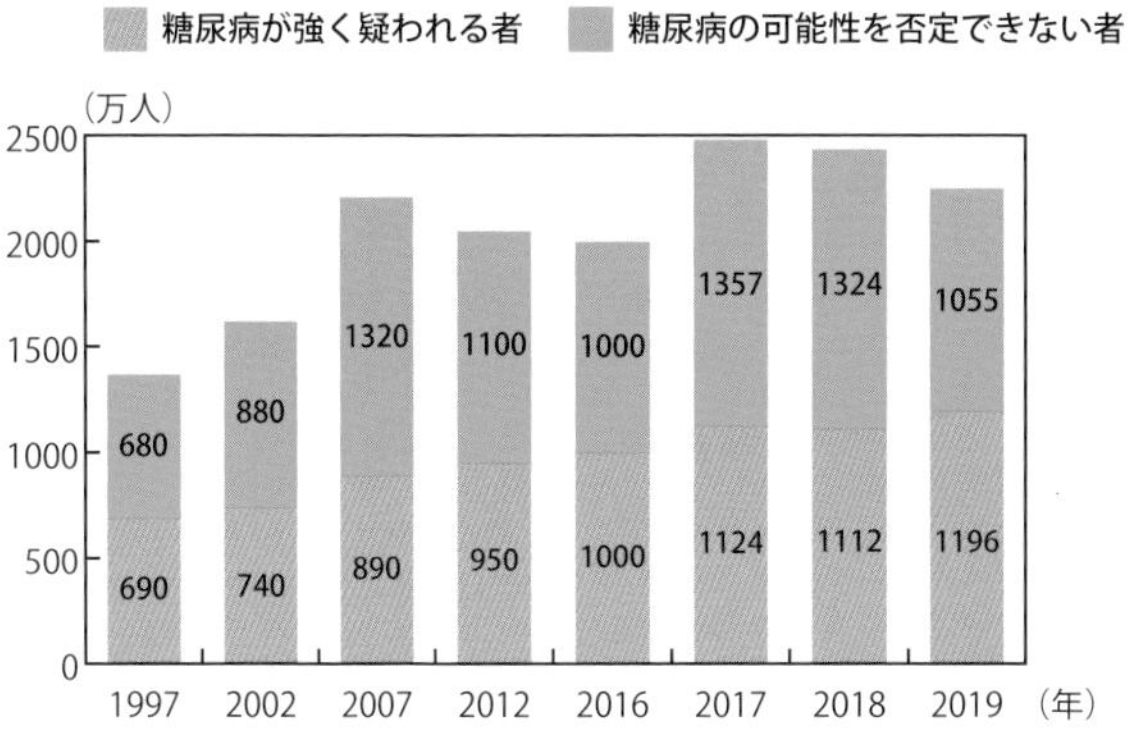

（厚生労働省2020年12月「令和元年国民健康・栄養調査報告」）

糖尿病リスク患者の内訳（20歳以上／2019年）

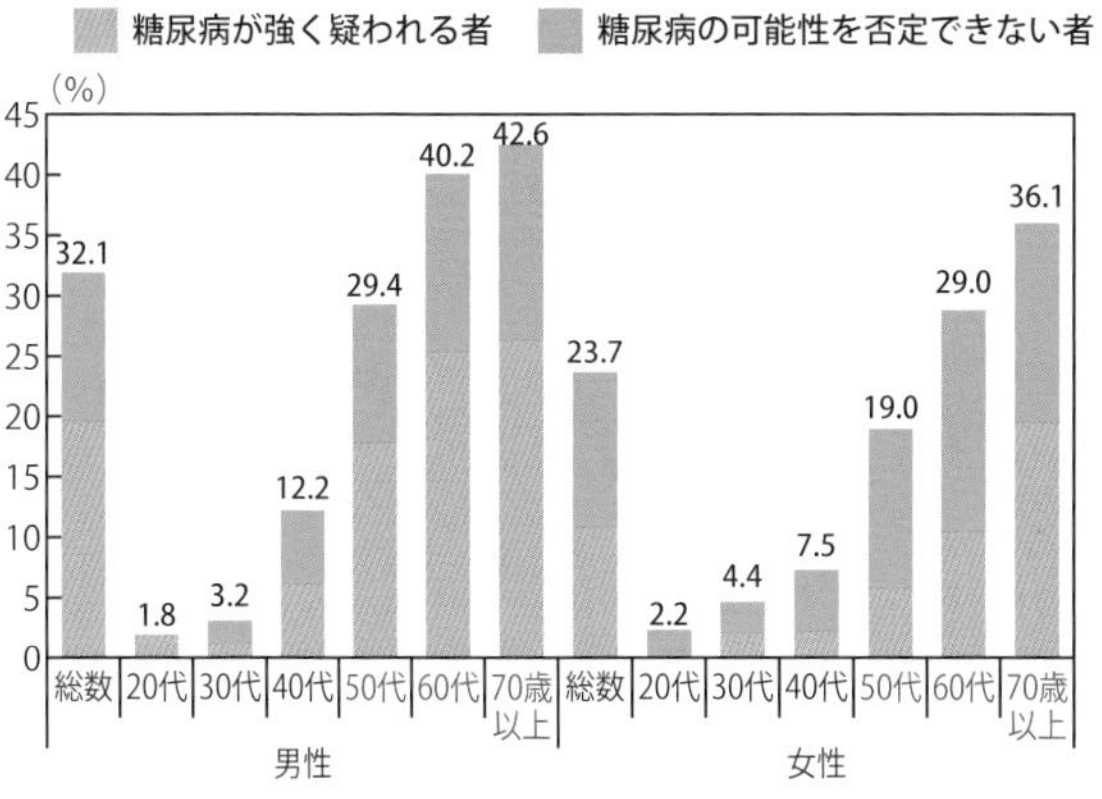

（厚生労働省2020年12月「令和元年国民健康・栄養調査報告」）

糖尿病とは、簡単にいうと、血液の中のブドウ糖（血糖）が異常に増えている状態のことをいいます。

主な原因は、ブドウ糖を各細胞に取り込むために働く「インスリン」というホルモンの分泌《ぶんぴつ》が低下するか、ホルモンの効き目が悪くなるかです。

インスリンの分泌が低下するタイプが「1型糖尿病」、分泌はされているもののその効果が悪くなるタイプが「2型糖尿病」です。日本人の場合、約95％が2型糖尿病といわれています。**本書で紹介する「1分体操」は、主には2型糖尿病の人のための対策になります。**

自覚症状がないまま進行する糖尿病ですが、健康診断を受けていれば、自分が気をつけなければいけない状態なのかどうかはわかります。血糖値（血糖の濃度）やヘモグロビンA1c（1～2カ月間の血糖の状態を評価する指標）の数値が正常型の範囲を超えて、保健指導を受けている人もいるでしょう。

本書を手にされている人のほとんどは、おそらく血糖値やヘモグロビンA1cの数値が高めの人だと思います。

有酸素運動を徹底するのは、高齢者にはちょっと難しい

薬物療法以外で、血糖値やヘモグロビンA1cを下げる方法としてよく知られているのは、炭水化物の摂取を控えるなどの食事療法や、**ウォーキングやエアロビクスなどの有酸素運動による運動療法**です。

いずれも、科学的に証明されている有効な方法です。

実際、「まずは歩きましょう」と、患者にアドバイスする医師は多いです。

しかし、**有酸素運動は簡単そうに見えるものの、意外とハードルが高い**ようです。

たとえばウォーキングの場合、毎日1時間程度は歩かないと血糖値が十分には下がらないといわれています。毎日1時間歩くのは、特に高齢者にとってはなかなかたいへんです。

また、忙しい人であれば、そのための時間を確保するのも難しいでしょう。

厚生労働省の「令和元年 国民健康・栄養調査 結果の概要」によると、成人の1日

あたりの平均歩数は男性約８０００歩、女性約７０００歩となっています。健康のための ウォーキング量として推奨されている1日1万歩には達していません。

この数字からもわかるように、血糖値を下げるための有酸素運動を徹底するのは、ハードルが高いのです。

さらに、糖尿病のリスクがある人の多くは、どちらかといえば太っていたり、高齢だったりするため、体力的な問題もあります。また、長時間歩くとひざや腰に負担がかかる可能性が高く、高齢者の場合は転倒のリスクも高まります。

そこで、有酸素運動の代わりにぜひ行ってほしいのが、本書で紹介する1分体操です。1分体操なら、短時間で血糖値を下げることが可能です。

1分体操は高齢者にも安全なトレーニング

1分体操は、無酸素運動に分類される筋力トレーニング（以下、筋トレ）です。

筋トレは、近年、糖尿病対策として、その効果が認められてきました。

まだ広く知られていないのは、筋トレには「危ない」というイメージが先行しているからでしょう。特に、高齢者や太っている人にとっては体力的に厳しいと思われがちです。また、トレーニング中の血圧上昇を懸念する人もいます。

しかし、単純動作をくり返す筋トレは、間違った動作をしない限り、ケガをするリスクはほとんどありません。

また、血圧が上昇するというのは、バーベルを持ち上げるときのような瞬間的に力を使うイメージが強いからと思われますが、これは、筋トレに限らず、重いものを持ち上げるときなどに起こる現象です。しかも、多くの場合、数分間で血圧は元に戻ります。

たしかに、呼吸を止めて力を振り絞る動作によって血圧が上がる可能性はあります。

しかし、1分体操での筋トレは呼吸を止めずに行います。

1分体操は高齢者にも、太っている人にも、非常に安全な筋トレなのです。

効率よく血糖値を下げるには小さな筋肉より大きな筋肉

具体的なやり方は本編で紹介しますが、少しだけネタばらしをしておきましょう。血糖値を下げるには、あふれている血糖を消費することです。そして、筋トレでもっとも効率よく消費するには、大きな筋肉を集中的に使うことです。

私たちの体を構成する筋肉のうち、大きいものを体積順に並べると次の通りです。

1位　大腿《だいたい》四頭筋（太ももの前側にある筋肉）
2位　大殿筋（お尻《しり》の筋肉）
3位　ハムストリングス（太ももの裏側の筋肉）
4位　三角筋（肩の筋肉）
5位　大胸筋（胸の筋肉）

上位3つは下半身の筋肉です。5位までには入りませんが、ふくらはぎの下腿三頭筋という筋肉も体積の大きな筋肉のひとつです。

1分体操は、この下半身の大きな筋肉を中心とした筋トレになります。

体を動かすときは、1つの筋肉だけを使うことはありません。大きな筋肉を使うことで、小さな筋肉も連動して使うことになります。そういう意味でも大きな筋肉を優先的に使うことで、より多くのブドウ糖を効率よく消費できるといえます。

筋トレといわれると、少したいへんな運動というイメージがあります。しかし、時間のかかるウォーキングなどの有酸素運動と比べると、圧倒的に短時間で効果を得られるトレーニングです。しかも、血糖値を下げる目的なら、ハードである必要もありません。

1分体操で、気になる血糖値をコントロールできるようになりましょう。

国際医療福祉大学医学部教授　角田 亘

目次

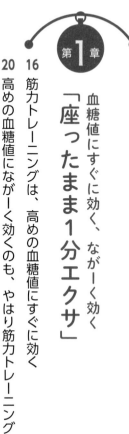

第1章
血糖値にすぐに効く、ながーく効く「座ったまま1分エクサ」

国際医療福祉大学医学部教授
角田　亘

第2章

血糖値がらくらく下がる「1分スロースクワット」

うさみ内科院長
宇佐見啓治

第3章

らくで省エネなのに血糖値に効く
「エキセントリック体操」

オーストラリア・エディスコーワン大学教授
野坂和則

第4章

「1分ダブルスクワット」

1回の体操でダブルの効果

筑波大学大学院教授
久野譜也

第5章

1分体操で血糖値をみるみる下げて
健康寿命を延ばそう！

筑波大学大学院教授
久野譜也

第1章

血糖値にすぐに効く、ながーく効く座ったまま1分エクサ

国際医療福祉大学医学部教授
角田 亘

1 min

筋力トレーニングは、高めの血糖値にすぐに効く

血糖値とは、血液中に含まれるブドウ糖の濃度です。

ブドウ糖とは、白米やパンなどに含まれる糖質が分解されたもので、食事で摂《と》ると、胃や腸などの消化管で分解・吸収され、肝臓を経由して血液の中に流れ込みます。私たちは、白米やパンだけでなく、うどん、パスタといった穀類、果物、砂糖やはちみつといった甘いものなどからも、たくさんの糖質を摂っています。

つまり、食事を摂ると、誰でも血糖値は高くなるということです。

しかし、食事を摂ってからしばらくすると、筋肉や脂肪、脳、内臓などの細胞に血糖（血液中に含まれるブドウ糖のこと）がエネルギー源として取り込まれ、平常時の血糖値に戻ります。

ところが、いつまでも平常時の血糖値に戻らない人がいます。

細胞が血糖をうまく取り込めず、血液中にブドウ糖があふれたままになっているのです。この状態を、「高血糖」といいます。

そして、異常な高血糖が持続する場合、糖尿病と診断されます。

高血糖状態を解消するには、あふれているブドウ糖を消費することです。

そのためには、運動です。

筋肉にとってのブドウ糖は自動車のガソリンや電気のようなものなので、運動で筋肉を動かしてブドウ糖を消費すると血糖値が下がります。

運動を数分間続けると血糖値が下がりますが、これを運動による「即時効果」（すぐに血糖値を下げる効果）といいます。

運動には、ジョギングやウォーキングなどの有酸素運動と筋力トレーニング（以下、筋トレ）がありますが、どちらがより大きな即時効果を期待できるかというと、筋トレです。

有酸素運動が血糖だけでなく体内に蓄積した脂肪をエネルギーとして利用するのに

対して、高強度で短時間の筋トレは血糖を効果的に消費するからです。

また、短時間の筋トレであれば、いつでもどこでもすぐに行うことができます。たとえば、普段着のままで家の中でいつでも行えるのが筋トレです。筋トレであれば、ジョギングやウォーキングを行うときのようにわざわざスポーツウエアに着替えて外に出ていく必要もありません。

家の中で行う筋トレは、雨の日でも寒い日でも、いつも変わらずに行うことができます。

ウォーキングやジョギングなどの有酸素運動は誰にでもできる手軽な運動のように思われますが、実は、有酸素運動よりも筋トレのほうがすぐに始めやすく、習慣づけることも簡単な運動です。

さらに筋トレには、あふれている血糖をがんがん消費する即時効果以外にも大きなメリットがあります。

それは、筋トレで筋肉が増えると、インスリンの効き目が高まるということです。

インスリンとは、血液中にブドウ糖が流れ込んでくるとすい臓から分泌されるホルモンで、細胞がブドウ糖をエネルギー源として取り込むために働きます。

インスリンは、細胞の扉を開けるカギのようなものと思ってください。

そして、インスリンの働きが悪くなると、ブドウ糖の細胞への取り込みが減少して血液中のブドウ糖があふれたままとなり、結果的に血糖値が上がってしまいます。


しかし、筋トレによって筋肉が増えると、インスリンの効き目が高まって、より多くのブドウ糖が細胞に取り込まれるようになって血糖値が下がります。

このような効果は、筋トレを2週間以上継続することで徐々にみられるようになってきます。


簡単に始めることができる筋トレは、数分で血糖を下げる即時効果だけでなく、長期的にインスリンの効き目を高める作用をもっているため、効果的に血糖値を下げることができるのです。

1 min

高めの血糖値にながーく効くのも、やはり筋力トレーニング

筋トレであれ、有酸素運動であれ、筋肉を使って体を動かすと血糖値は下がります。しかし、運動によって血糖値が下がるのは、そのときだけです。それで、糖尿病が治ったわけではありません。

1回の運動による効果は一過性のもので、それまでと同じように食事を摂っていれば、また、すぐに「高めの血糖値」に戻ります。これは、筋トレに限ったことではありませんが、有酸素運動にしても、食事療法にしても、続けなければ血糖値をコントロールできるようにはならないのです。

筋トレを続けていると、即時効果に加えて、「長期効果」も得られるようになります。

なぜなら、**インスリン感受性が高まるからです。**

インスリン感受性とは、「インスリンの効きやすさ」のことであり、インスリン感

受性が高まると、血糖が細胞内へ取り込まれやすくなります。インスリン感受性は、筋肉量が増えたり、脂肪が減ったりすることで高まるといわれます。

つまり、筋トレで筋肉量が増えて、有酸素運動で脂肪が減ると、インスリン感受性が高まるということです。

血糖値をコントロールするには有酸素運動と筋トレのいずれもが有効ですが、筋トレには大きなメリットがあります。

それは、筋トレを行うことで、加齢による筋肉量の減少を食い止めることができるということです。

一般的に筋肉量のピークは20～30代といわれていて、加齢とともに減少します。とくに運動する習慣がない人は40代半ばから減少スピードが一気に加速し、大きな筋肉である太ももは、30～70歳までの40年間で、前側が約半分、後ろ側が約3分の2まで落ちるといわれます。

筋トレで筋肉量を増やすこと、少なくとも維持することは、基礎代謝の低下をゆるやかにするという点でも、大きな意味があります。

基礎代謝とは、呼吸したり、体温を維持したり、食べたものを消化したり、姿勢を維持したりするなど、生きているだけで必要とするエネルギーです。つまり、じっとしていても、血糖をどんどん使ってくれるのが基礎代謝です。

しかし、基礎代謝も加齢とともに低下していきます。

ピークは筋肉よりも早く、10代前半〜後半。以降は、加齢とともに徐々に低くなっていきます。

30代、40代になって、若いころと食事の量は変わらないのに太ってくるのは、基礎代謝が落ちて消費するエネルギーが少なくなってくるからです。

この基礎代謝に、いちばん影響を与える臓器といわれるのが筋肉です。

そして筋肉なら、ほかの臓器と異なり、筋トレで増やすことができます。

つまり、筋トレを続けると、筋肉量を増やしてインスリン感受性を高めるだけでなく、基礎代謝の低下をゆるやかにして、血糖値の上昇を抑えられるようになるのです。

年齢と筋肉量の推移

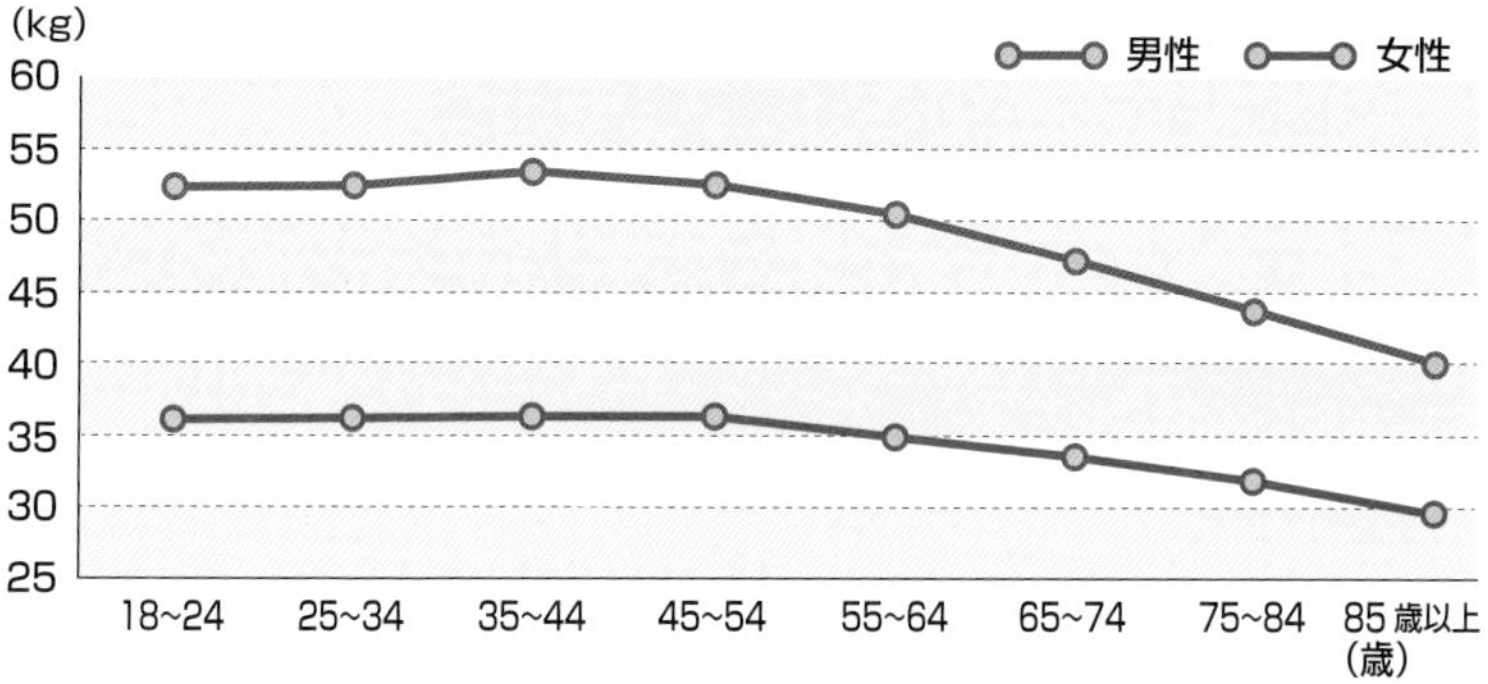

※日本老年医学会「日本人筋肉量の加齢による特徴」(2010)より作成

※男女ともに30～40代をピークに筋肉量は右肩下がりで減少する。

年齢と基礎代謝の推移

性別	男性			女性		
年齢(歳)	基礎代謝基準値(kcal/kg 体重/日)	参照体重(kg)	基礎代謝量(kcal/日)	基礎代謝基準値(kcal/kg 体重/日)	参照体重(kg)	基礎代謝量(kcal/日)
1~2	61.0	11.5	700	59.7	11.0	660
3~5	54.8	16.5	900	52.2	16.1	840
6~7	44.3	22.2	980	41.9	21.9	920
8~9	40.8	28.0	1140	38.3	27.4	1050
10~11	37.4	35.6	1330	34.8	36.3	1260
12~14	31.0	49.0	1520	29.6	47.5	1410
15~17	27.0	59.7	1610	25.3	51.9	1310
18~29	24.0	63.2	1520	22.1	50.0	1110
30~49	22.3	68.5	1530	21.7	53.1	1150
50~69	21.5	65.3	1400	20.7	53.0	1100
70以上	21.5	60.0	1290	20.7	49.5	1020

※厚生労働省「e-ヘルスネット」

※基礎代謝の低下は筋肉量の減少より早く、ピークは10代。

1 min

運動療法を3カ月間続けると、ヘモグロビンA1cも改善する

運動による慢性効果はどれくらいあるのか。

そのわかりやすい例としてあげられるのが、ヘモグロビンA1c（糖化ヘモグロビン）の改善です。

ヘモグロビンA1cの数値でわかるのは、1～2カ月間の血糖値の状態です。

赤血球中のヘモグロビンがブドウ糖と結合すると糖化ヘモグロビンとなり、血液中のブドウ糖が多いほどその血中濃度も高くなります。

つまり、高血糖が続くと、糖化ヘモグロビンも増加するということです。そして、いったん糖化したヘモグロビンは、赤血球の寿命が尽きるまで（平均120日）、元に戻ることはありません。

そのため、ヘモグロビンA1cで、検査前1～2カ月間の血糖値の状態がわかるといわれているのです。

総ヘモグロビン量に占める糖化ヘモグロビンの割合であるヘモグロビンA1cの判定基準（国際標準のNGSP値）は、次の通りです。

正常型…5・5％以下
正常高値…5・6〜5・9％
境界型…6・0〜6・4％
糖尿病型…6・5％以上

6・5％以上になると、糖尿病が強く疑われることになります。

糖尿病患者を対象に、有酸素運動のみ、筋トレのみ、有酸素運動と筋トレの併用という3つのパターンで運動療法を行った研究によると、いずれの場合も3カ月でヘモグロビンA1cが0・51〜0・73％低下したと報告されています。

有酸素運動であれ、筋トレであれ、3カ月間継続するとインスリンの働きが改善し、高血糖を改善できるということです。

1 min

3ステップで血糖値をコントロールできるようになる「座ったまま1分エクサ」

それでは具体的にどんな運動をするといいのかということですが、私がおすすめするのは、「座ったまま1分エクサ」です。文字通り、イスに座ったままでできるトレーニングです。

運動習慣がない人でも始めやすいように、3つのステップを用意しました。

まず、**ステップ1は、座ったまま足踏みをするだけのトレーニング**です。

STEP 1

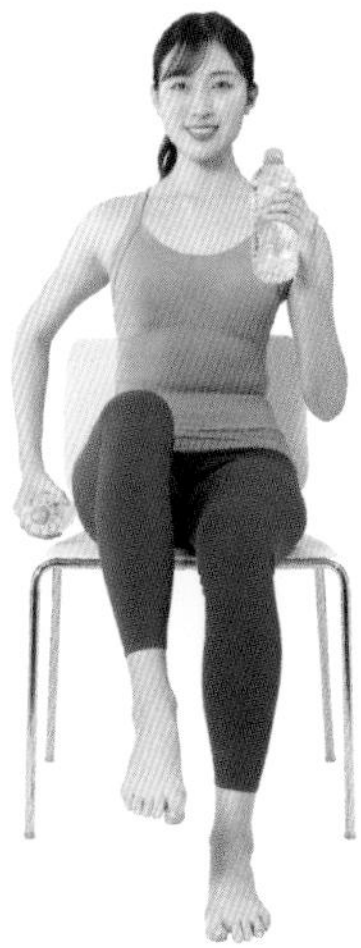

「座って足踏み」

1分間の足踏みが1セットで、1日3セットを目標にしましょう。

腰や下半身の筋肉の衰えを予防することができるため、歩行に必要な筋力が増強されることになります。歩くことがらくになると歩行量が増え、エネルギーをより多く消費できるようになります。

イスに座ったままでの足踏みは、高齢者でも安全に行えるトレーニングです。体力に自信のない方は、まずは、このトレーニングから始めてみましょう。

1分間のトレーニングを、たったの3回。セット間の休憩を入れても、10分もかかりません。忙しい方でも、それくらいの時間なら見つけられると思います。

ステップ2は、「座って足踏み」に、ボクササイズを追加しましょう。

STEP 2

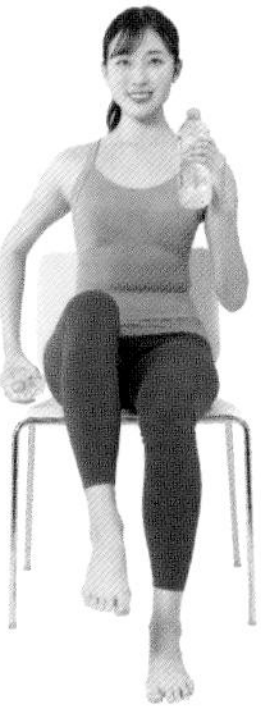

「座って足踏み」
＋

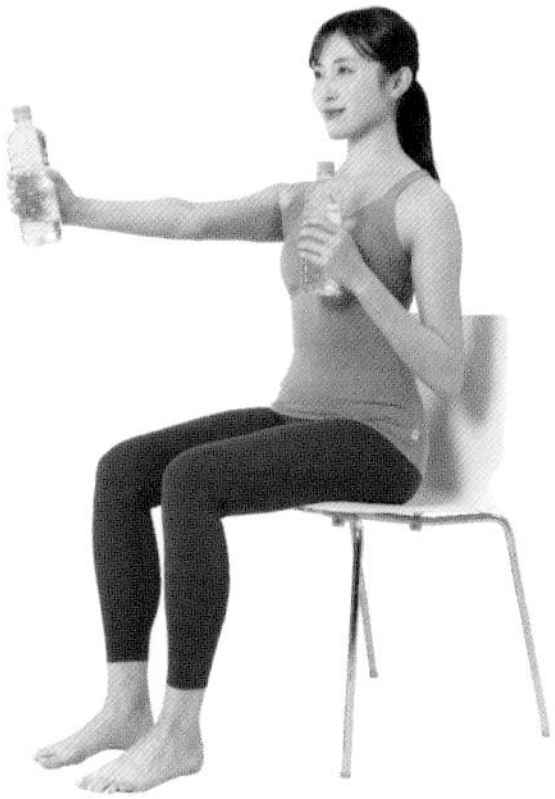

「座ってボクササイズ」

座ったままの足踏み3セットに加えて、腕を交互に前に伸ばすだけの動作を3セット。1セットは1分です。

ボクササイズを追加することで、下半身だけでなく、上半身の筋肉も鍛えることができるため、インスリン感受性がさらに高まります。また、2つのトレーニングを行うことで消費エネルギーも増え、より血糖を消費できるようになります。

最後のステップ3では、足踏み、ボクササイズに、体をひねる「座ってツイスト」を追加しましょう。

STEP 3

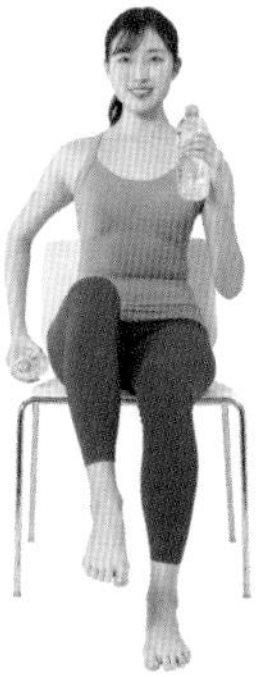

「座って足踏み」

＋

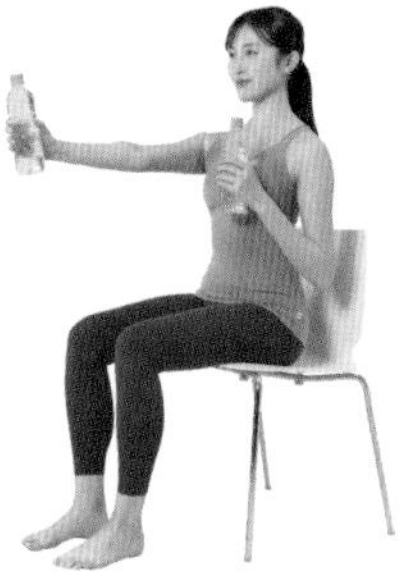

「座ってボクササイズ」

＋

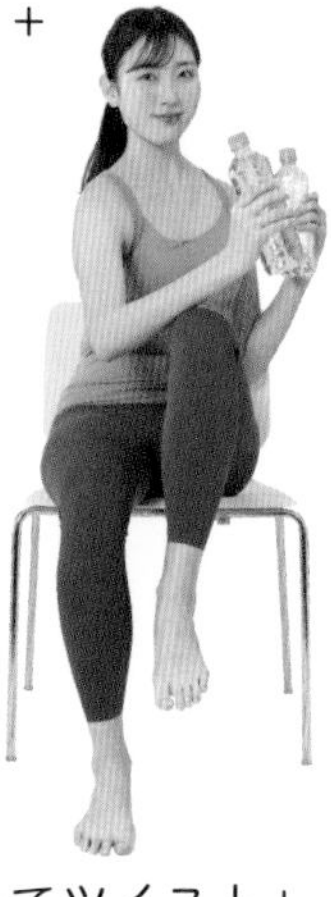

「座ってツイスト」

ツイストは、足踏みやボクササイズと比べると、上半身と下半身を同時に使うため少し難しい動作になります。しかし、足踏みやボクササイズより消費エネルギーが多いだけでなく、全身のバランス感覚を高める作用があります。

高齢者にとって、バランス感覚は転倒リスクを下げる意味でもとても重要です。

足踏み3セット、ボクササイズ3セット、ツイスト3セットを行うのが、「座ったまま1分エクサ」の最終目標です。

続けて行えば、休憩をはさんで20分くらいのトレーニングになります。もちろん、3つの運動を続けて行う必要はありません。1日のうちで3つのトレーニングを各3セット終えるようにしてください。

また、短期間で最終ステップまでたどりつかなくてもかまいません。まずは、足踏みだけでも続けられるようにしましょう。それだけでも、運動らしいことをしていなかった人は、血糖値をコントロールできるようになります。

座って足踏み

1SET 1分

効果

座って足踏みをくり返すだけで血糖値を低下させるだけでなく、下半身の筋肉の老化を予防できる。

イスに座り、水入りの500mLペットボトルを両手に持ち、歩くように交互に腕を振りつつ、足踏みする。

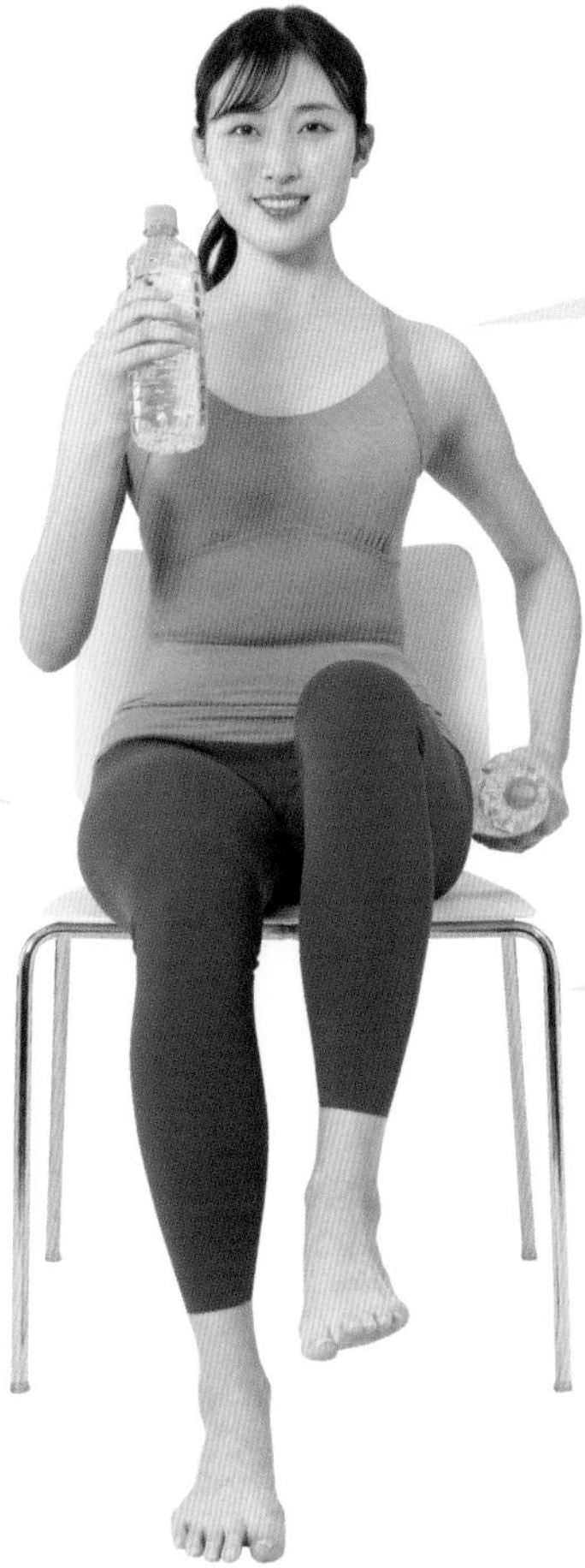

背　背もたれから背中を離し、背すじを伸ばす。

座　浅く座る。深く座りすぎると足を上げづらくなる。

イス　安定性があるものを選ぶ。

左右それぞれ
30回で
１セット
約1分

2分休んで
次のセットに。
目標
3セット。

注意

「ややきつい」と感じるリズムが理想ですが、息切れしたり、足が疲れたりするようならスピードを落としてもかまいません。

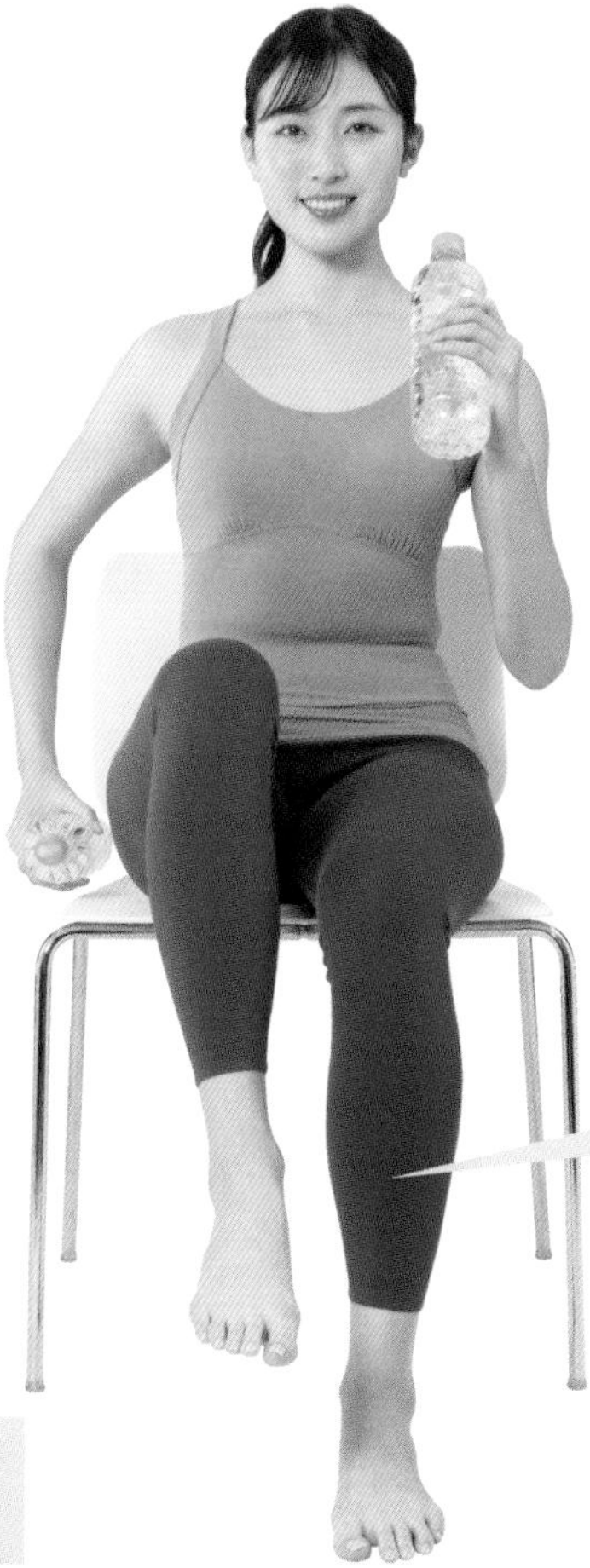

腕　足踏みに合わせて腕を振る。余裕があれば大きく。

足　歩くように、1、2、1、2のリズムで足踏みする。

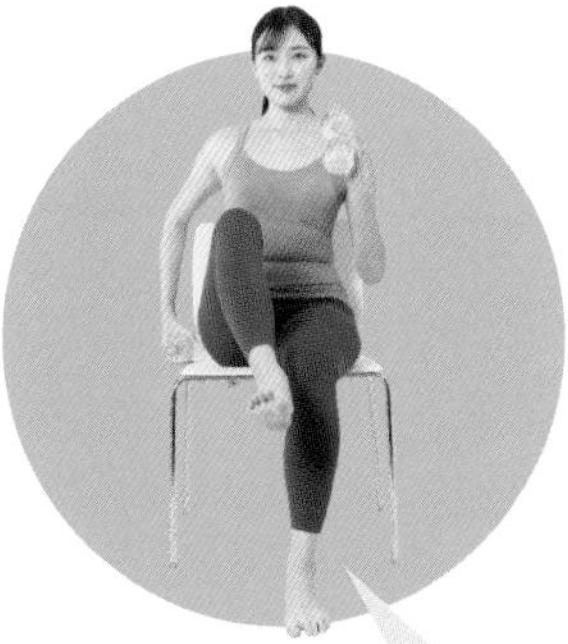

余裕がある場合は、足を高く上げながら足踏みする。

座ってボクササイズ

1SET 1分

効果 腕を前に伸ばす動作をくり返すだけで血糖値を低下させるだけでなく、上半身の筋肉の老化を予防できる。

イスに座り、水入りの500mLペットボトルを両手に持ち、腕を交互にゆっくり前に伸ばす。

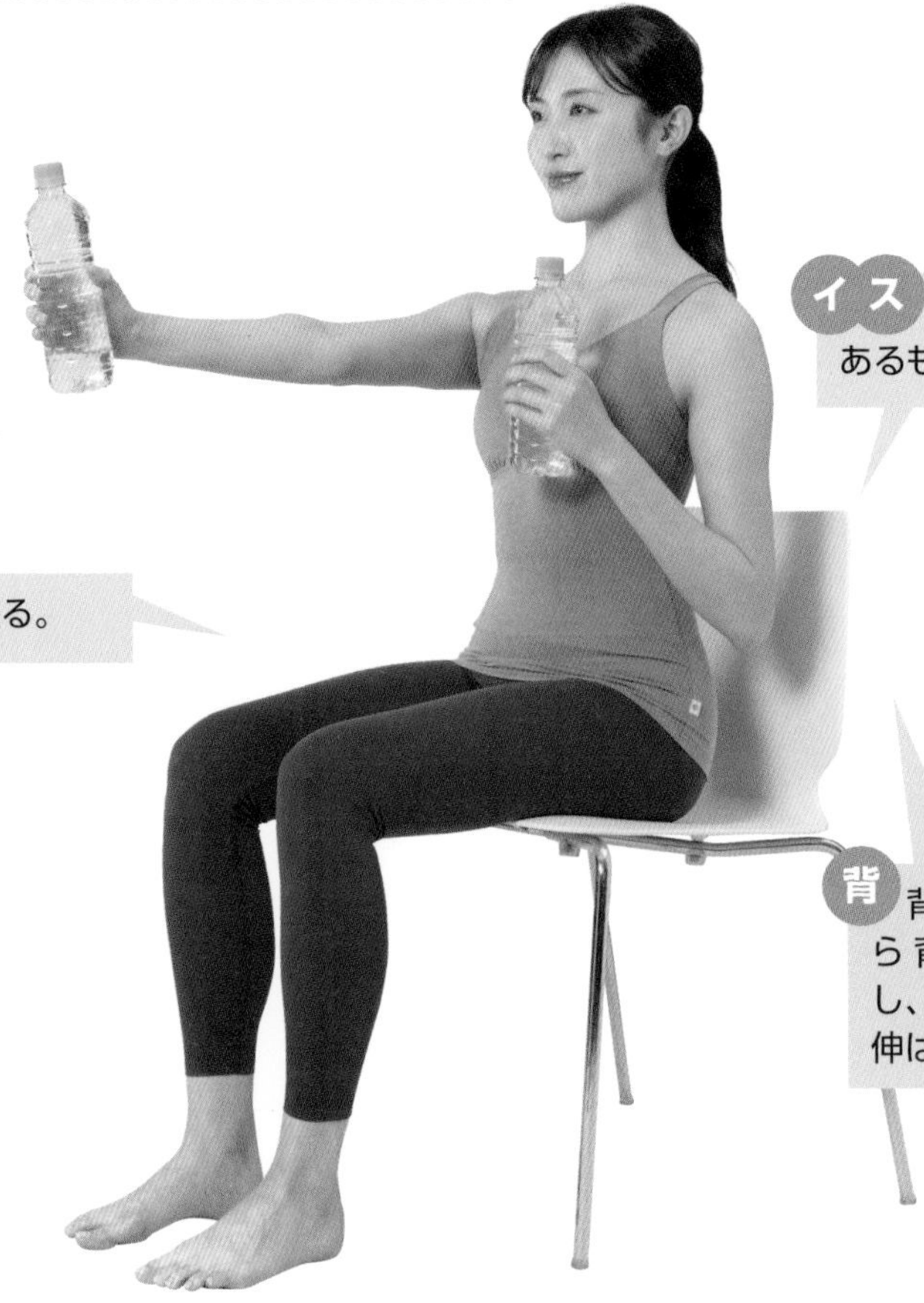

イス 安定性があるものを選ぶ。

座 浅く座る。

背 背もたれから背中を離し、背すじを伸ばす。

左右30回
くり返して
1セット
約1分

2分休んで
次のセットに。
目標
3セット。

注意

「ややきつい」と感じるリズムが理想ですが、息切れしたり、腕が疲れたりするようならスピードを落としてもかまいません。

腕 1、2、1、2のリズムで突き出すように腕を伸ばす。

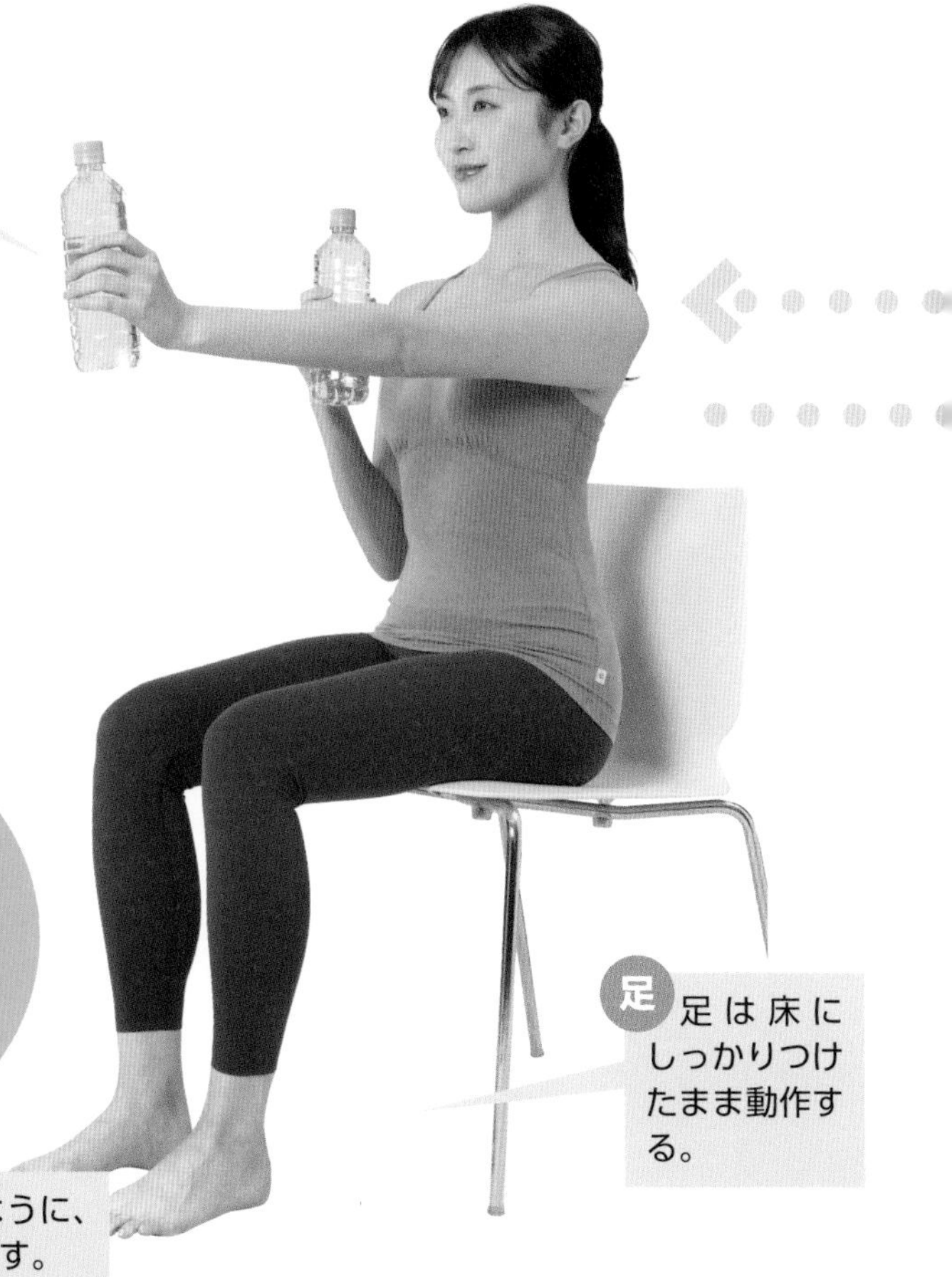

足 足は床にしっかりつけたまま動作する。

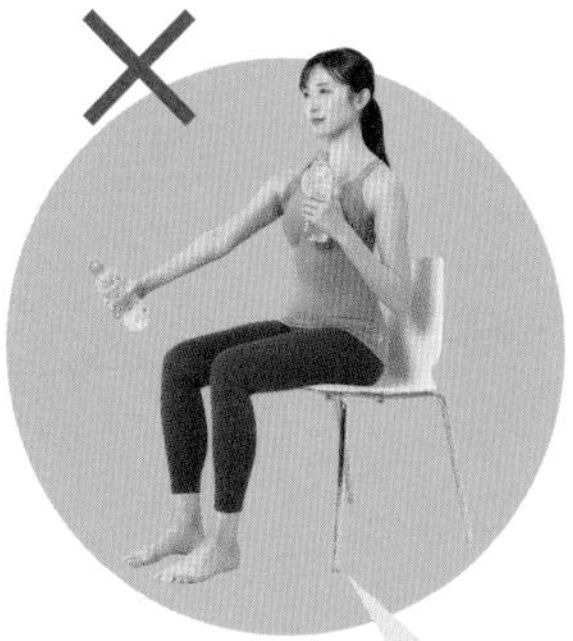

腕の高さが変わらないように、できるだけ水平に突き出す。

座ってツイスト

1SET 1分

効果 **上半身と下半身を同時に動かすことで消費カロリーが増えるため、より血糖値を低下させることができる。**

イスに座り、水入りの500mLペットボトルを両手に持ち、体をひねりつつ、対角のひざを上げる。

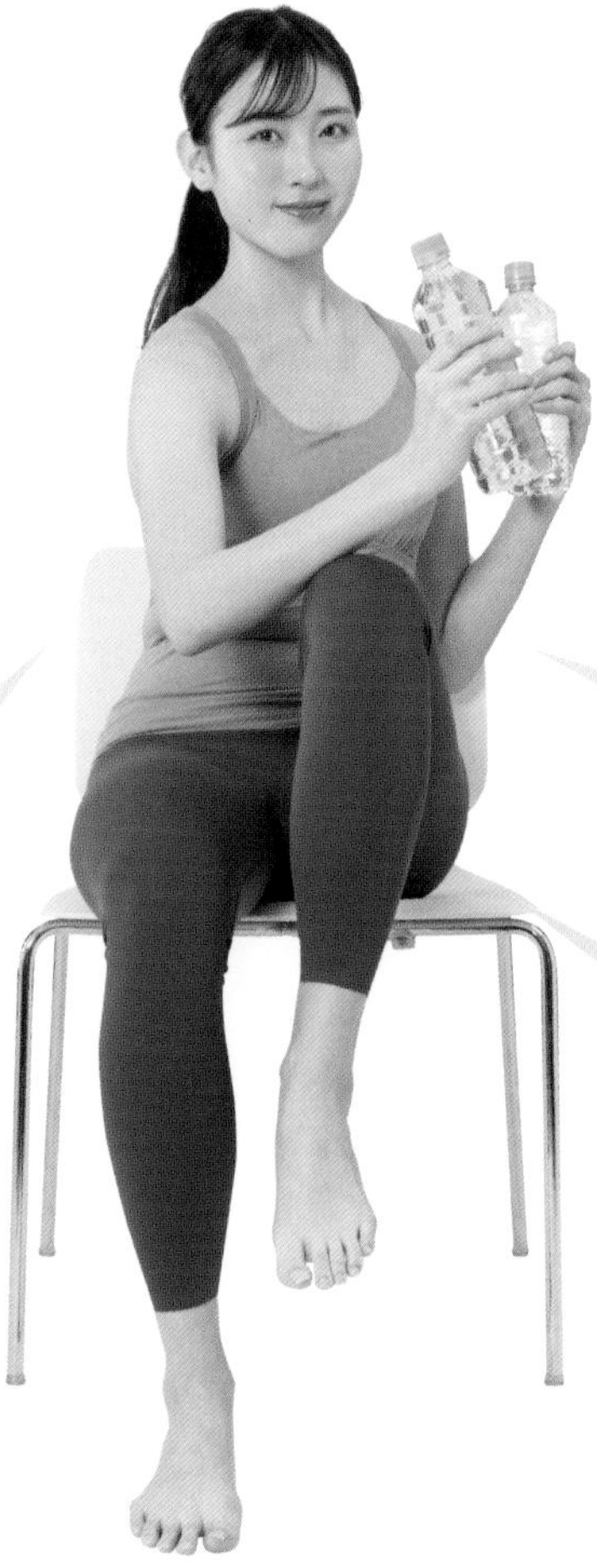

背 背もたれから背中を離し、背すじを伸ばす。

イス 安定性があるものを選ぶ。

座 浅く座る。深く座るとひざを上げづらくなる。

左右20回
くり返して
１セット
約1分

2分休んで
次のセットに。
目標
3セット。

注意

「ややきつい」と感じるリズムが理想ですが、息切れしたり、疲れたりするようならスピードを落としてもかまいません。

上半身 腰から上を大きくひねる。

手 ペットボトルを軽く持ったまま。

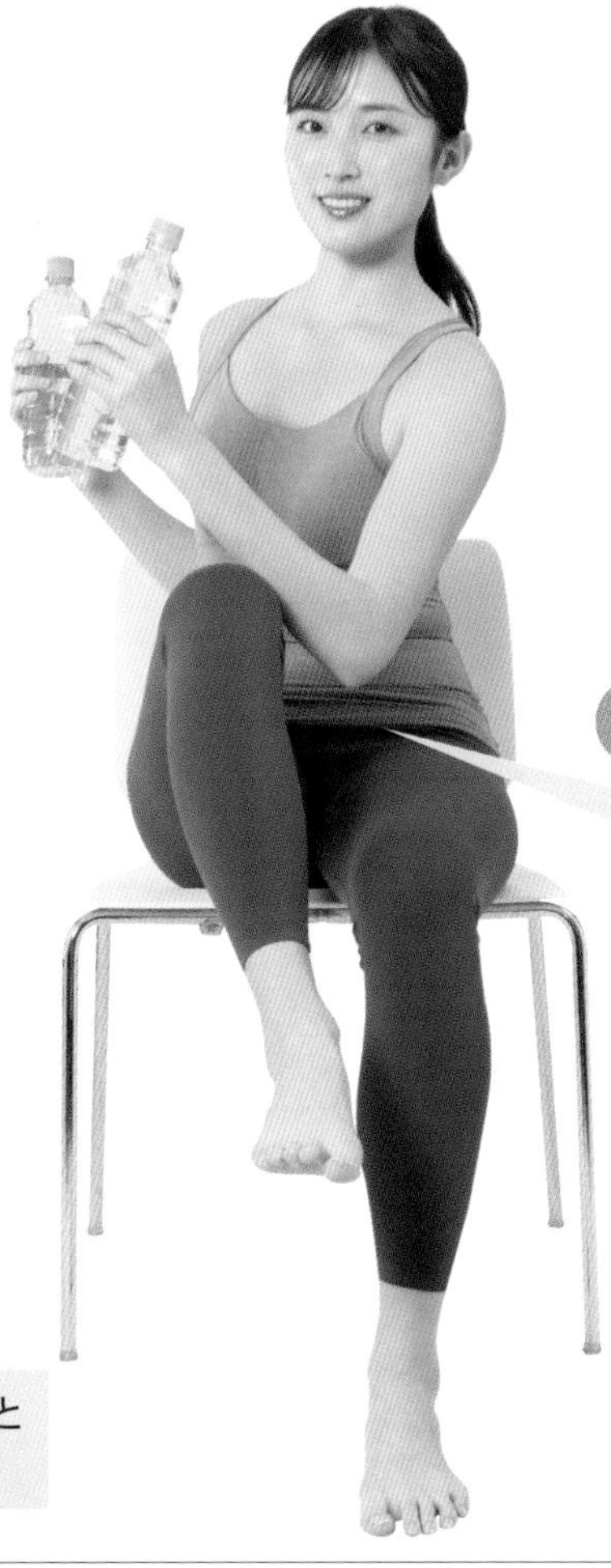

足 ひざはまっすぐ上に上げる。

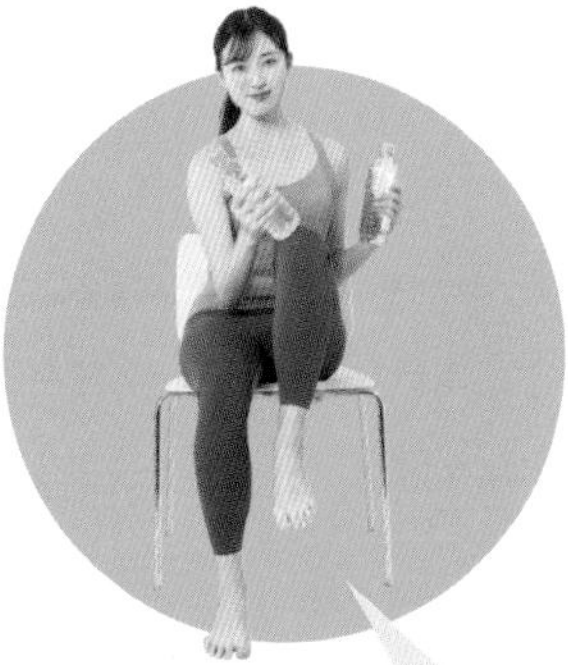

体が硬い人は、ペットボトルとひざが当たるくらいを目標に。

1 min

継続のコツは、100％を目指さないこと

「座ったまま1分エクサ」でインスリン感受性を高めるには、最短でも2週間は必要だと考えています。ただし、効果が現れ始めたからといってやめてしまえば、血糖値は再び高くなってしまいます。

運動で血糖値をコントロールしたいなら、とにかく継続することです。

継続のためのコツは、次の4つです。

①自分に合ったスケジュール・予定を立てる

高めの血糖値を早く下げたいからといって、最初から高い目標は設定しないことです。継続できない人で多いのは、掲げた目標を達成できなくて、「やっぱり自分には無理」と挫折《ざせつ》するパターンです。

最初は無理なくできる目標を設定しましょう。

ステップ1は足踏みを1分3セットですが、1分2セットでも、30秒2セットでもかまいません。自分がこれならできるというレベルで始めることです。**大切なことは、運動を習慣にすることです。**

続けることが苦にならなくなれば、1分3セットはすぐにできるようになります。

②100%を目指さない

掲げた目標を達成できなくても、自分を責めないようにしてください。

今日はできなかったとか、1分の予定が40秒しかできなかったといって落ち込むのではなく、明日はできる、40秒もできたと結果をポジティブに受け止めることです。

トレーニングを1日さぼってしまったからといって、目標に20秒足りなかったからといって、血糖値が悪くなるわけではありません。血糖値に最悪なのは、それが原因でトレーニングをやめてしまうことです。

無理なく設定した目標を、8~9割達成できたらOK。「座ったまま1分エクサ」は、それくらいのスタンスで始めることです。

③目標を誰かに宣言する

人間は、意志が弱いものです。目標を決めてもなかなか継続できないことはよくあります。血糖値に関する数値が多少悪くても、自覚症状がなければなおさらでしょう。どうしても続けられそうにないと思ったら、家族や友人などに目標を宣言するのもおすすめです。他人の目というプレッシャーをかければ、ひとりで始めるより続けられることもあります。

④運動継続の経過を記録する

トレーニングをしたかしなかったか、何回したかなどを記録するのも、継続するためのひとつの方法です。記録していくと、自分のがんばりを客観的に見ることができて、続ければ続けるほど、それが励みになることがあります。

どういう手段を使ったとしても、**1分エクサを続けることができれば、確実に血糖値は下がるし、安定してきます。**その効果が健康診断の結果に反映されるようになると、いつまでも継続できるようになるはずです。

1 min

「座ったまま1分エクサ」の注意点

「座ったまま1分エクサ」は、高齢者でも安全に取り組めるトレーニングですが、いくつか注意点があります。

①1分エクサは食後に行う

筋肉を使うと、血糖はどんどん消費されて血糖値は下がります。食後に血糖があふれている状態なら問題ありませんが、血糖があふれていない状態で消費されると低血糖になることもあります。

低血糖になると、震えや不安感が引き起こされたり、めまいや頭痛が生じたり、異常にお腹《なか》がすいたりするなどの症状が現れます。重度の場合は、意識を失ったり、けいれんを起こしたりすることもあるので注意してください。

1分エクサは、早朝や空腹時には行わないようにしましょう。

②運動時の転倒に注意する

「座ったまま1分エクササイズ」は、イスに座って行うトレーニングのため動作そのものに転倒リスクはありませんが、不安定なイスを使ったり、不安定な場所で行ったりするのは危険です。安全な場所で、安全なイスを使って行いましょう。

③体調が悪いときには行わない

睡眠不足のときや疲れているときは、行わないようにしましょう。
また、虚血性心疾患や糖尿病網膜症、糖尿病性の神経障害などの症状がある場合は、運動によってそれらが悪化するリスクがあるため、かかりつけの医師に相談してから始めるようにしてください。

注意点さえ守れば、高めの血糖値を改善できるのが、「座ったまま1分エクササイズ」です。自分のレベルに合ったステップから始めてみてください。2週間後には、インスリン感受性が高まり始めます。

第2章

血糖値がらくらく下がる1分スロースクワット

うさみ内科院長
宇佐見啓治

1 min

糖尿病は筋肉の糖代謝の低下が原因!?

糖尿病は、筋肉における糖の代謝機能が低下することで起こる病気です。

それが、私が糖尿病の運動療法にスクワットを取り入れた理由です。

健康な人と2型糖尿病の人のブドウ糖の取り込み率を比較すると、糖尿病に筋肉の糖代謝が大きく影響していることがよくわかります。

健康な人は、血糖の約8割が筋肉で消費されます。

しかし、2型糖尿病の人は、健康な人の半分以下。腹部臓器や脂肪組織、脳の細胞は同じくらい取り込めていることを考えると、インスリンの働きが悪くなっているわけではありません。

つまり、悪くなっているのは、インスリンそのものというより、筋肉の細胞のイン

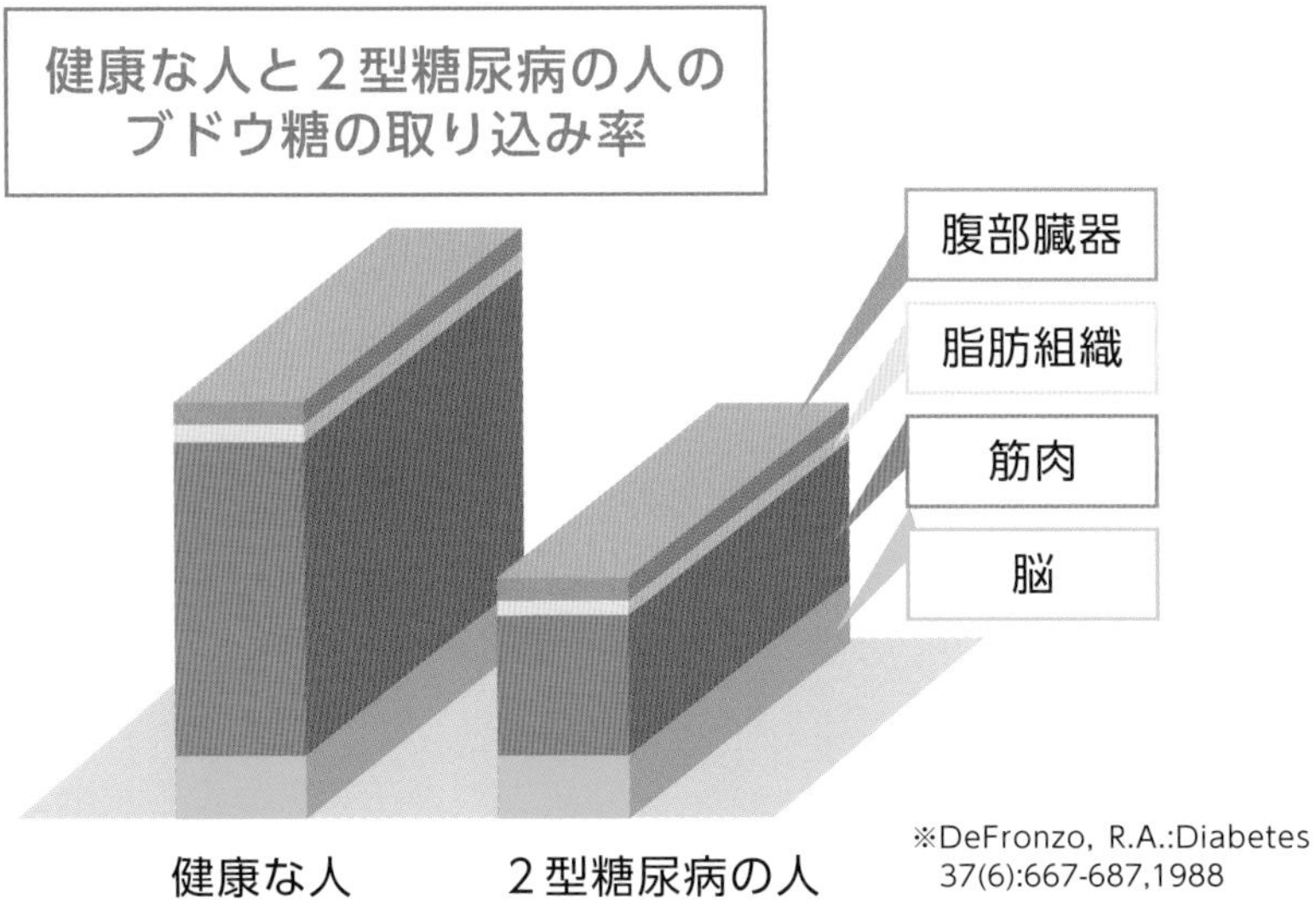

スリン感受性。

インスリンが働きづらくなっていることで、筋肉の細胞に血糖をうまく取り込めなくなっているのです。

それが、血糖をあふれさせてしまっていたのです。

つまり、筋肉の細胞のインスリン感受性を高められれば、インスリンの働きが回復し、血糖値をコントロールできるようになるということです。

筋肉が原因なのですから、筋肉をターゲットにすることで効果を得られるのは必然なのです。

1 min

筋肉の糖代謝を速攻で回復する「1分スロースクワット」

筋肉の細胞のインスリン感受性が悪くなっているのは、筋肉を動かす機会が少ないか、加齢や運動不足で筋肉量が落ちているか。

要するに、筋肉を動かす機会を増やしながら、筋肉量を増やすことができれば、あふれている血糖をしっかり取り込めるようになるということです。

筋肉を増やすことを目的とする運動なら、筋トレです。

さらにいえば、あふれている血糖を効率よく消費するには、エネルギーをたくさん使う大きな筋肉を動かすことです。そこで考案したのが、体の約7割の量の筋肉がある下半身をダイナミックに動かす「1分スロースクワット」です。

血糖値対策として運動が効果的なのは、運動後1時間以内ならば、インスリンの働きがなくても血糖が細胞に取り込まれるからです。

1 min

筋肉のエネルギー倉庫を空っぽにする

あふれている血糖を筋肉で消費するには、まず、筋肉のエネルギー倉庫を空っぽにする必要があります。倉庫に空きがなければ、細胞の扉を開けっ放しにしても、血糖を取り込むことができないからです。

筋肉のエネルギー倉庫にもともと入っているエネルギー源は、グリコーゲンです。グリコーゲンとは、ブドウ糖を細胞内に貯蔵する形態で、筋肉に蓄えられるものを「筋グリコーゲン」、肝臓に蓄えられるものを「肝グリコーゲン」といいます。

肝グリコーゲンは血中のブドウ糖が不足したときに使われる一方、筋グリコーゲンは筋肉を動かすときに利用されます。つまり、筋肉のエネルギー倉庫を空っぽにするには、運動するしかないのです。

そして、手っ取り早く空にできると、血糖をどんどん取り込めるということです。

筋肉のエネルギー倉庫を速攻で空にするのが、「1分スロースクワット」です。

というのは、有酸素運動よりも、筋トレのような強度が高い無酸素運動のほうが、筋グリコーゲンをより多く使うからです。さらにいえば、スロースクワットで使う下半身の大きな筋肉は、筋グリコーゲンが多く蓄えられている「速筋線維」の割合が多いからです。

ちなみに、速筋線維は瞬発力にすぐれた筋肉で、持久力にすぐれた筋肉を「遅筋線維」といいます。ウォーキングやジョギングなどの有酸素運動には、主に遅筋線維が使われます。

大きな筋肉とか、速攻でエネルギー倉庫を空にするなどといわれると、「1分スロースクワット」はハードなトレーニングだと思うかもしれませんが、1セット1分で完了する、誰にでもできるトレーニングです。目的は、あくまでも筋グリコーゲンを使い切ることです。

エネルギー倉庫が空になりさえすれば、インスリンを使わずに血糖をどんどん取り込めるようになります。

1分スロースクワットが血中のブドウ糖を取り込む仕組み

食事後

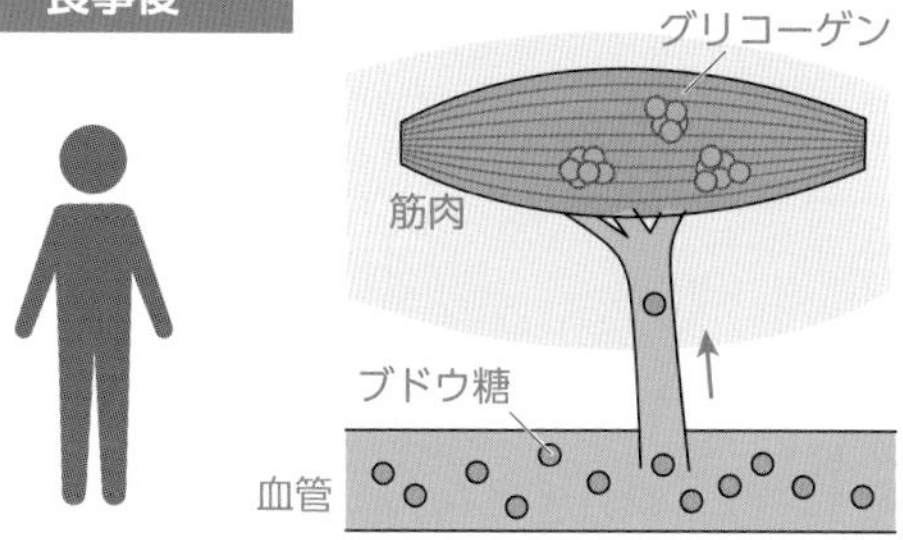

血中に流れ込んだブドウ糖は、インスリンの働きを借りて筋肉の細胞に取り込まれ、グリコーゲンに形を変えて蓄積される。

1分スロースクワット中

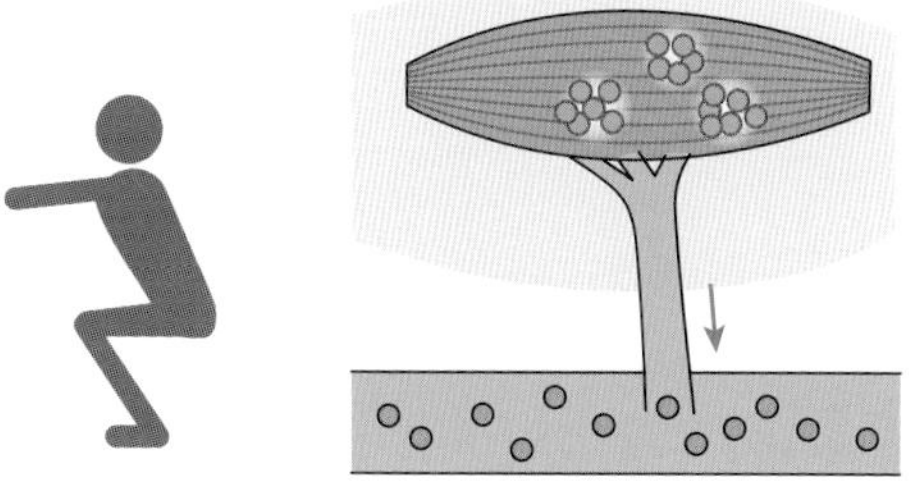

筋肉内に蓄積されたグリコーゲンが、運動のためのエネルギー源として使われる。

休息中

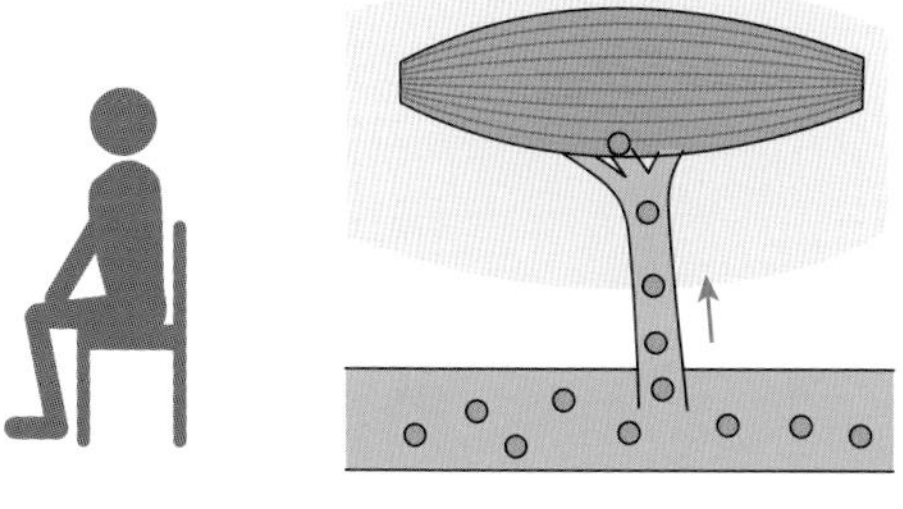

グリコーゲンがなくなったので、筋肉はインスリンの助けを借りずに血中からブドウ糖を補充する。

1分スロースクワット

7秒スクワット

1SET 1分

効果 **ゆっくりしゃがんで、反動をつけずに立ち上がる、誰にでもできるスクワットで血糖値が下がる。**

① 両腕をまっすぐ前に出し、両足を肩幅よりも広げて立つ。

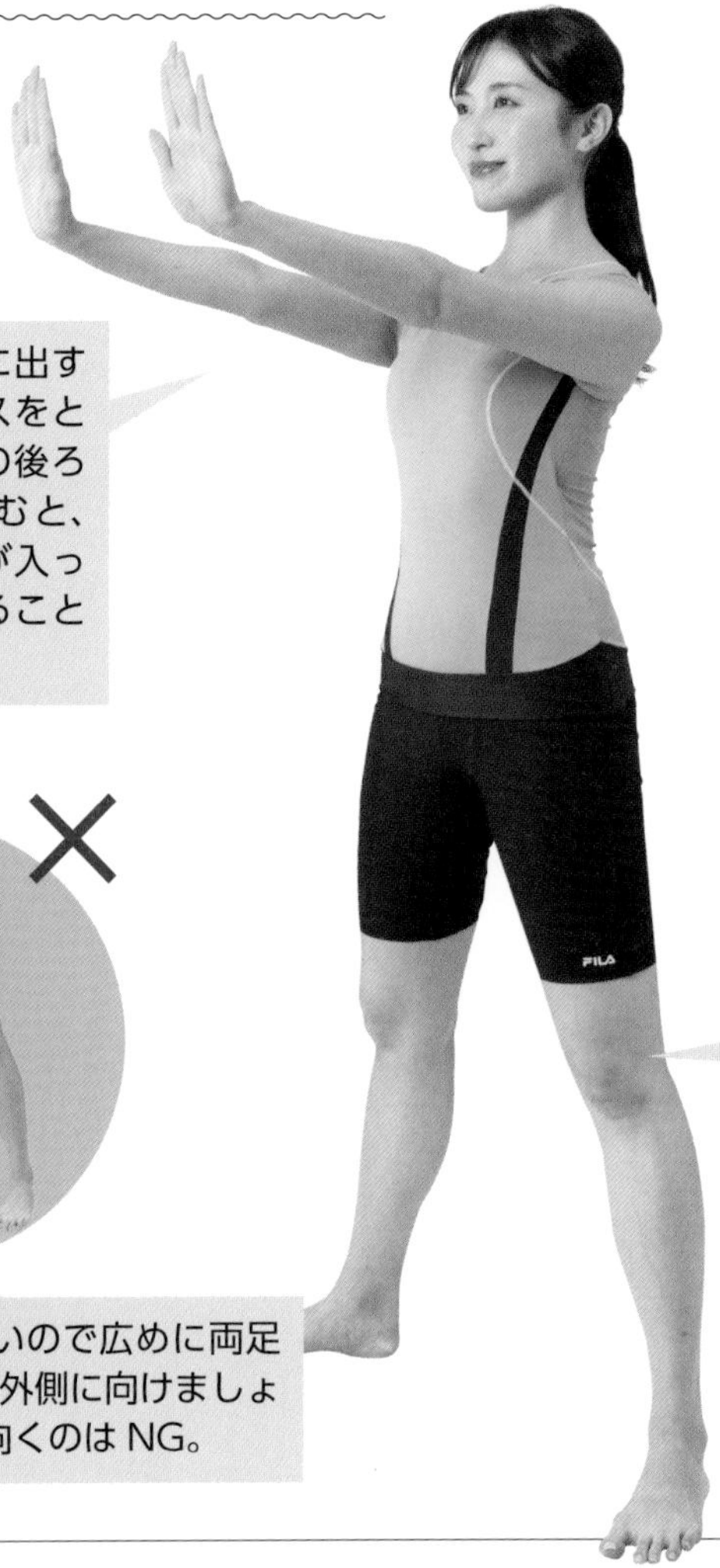

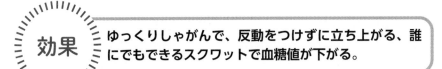

手 両手を前に出すのはバランスをとるため。首の後ろで両手を組むと、動作中に力が入って首を痛めることがある。

足 うまく動作できないときは、両足をもっと広げる。

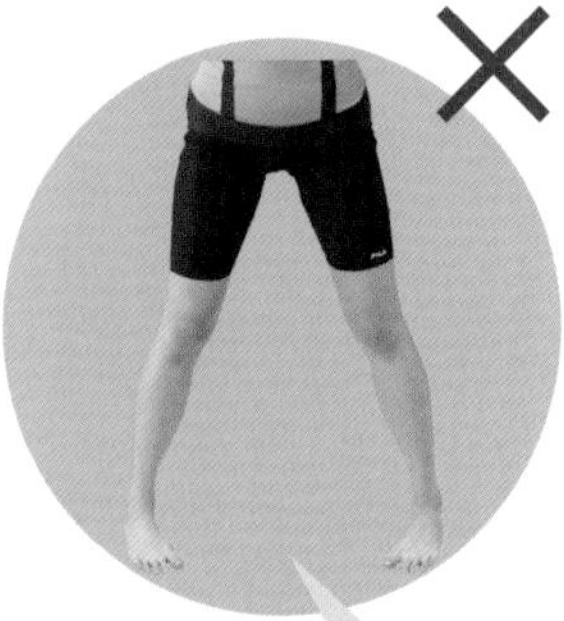

×

ガニ股になってもいいので広めに両足を広げ、つま先はやや外側に向けましょう。つま先が内側を向くのはNG。

下げる 5秒

2 5秒かけて、ゆっくり腰を落としていく。

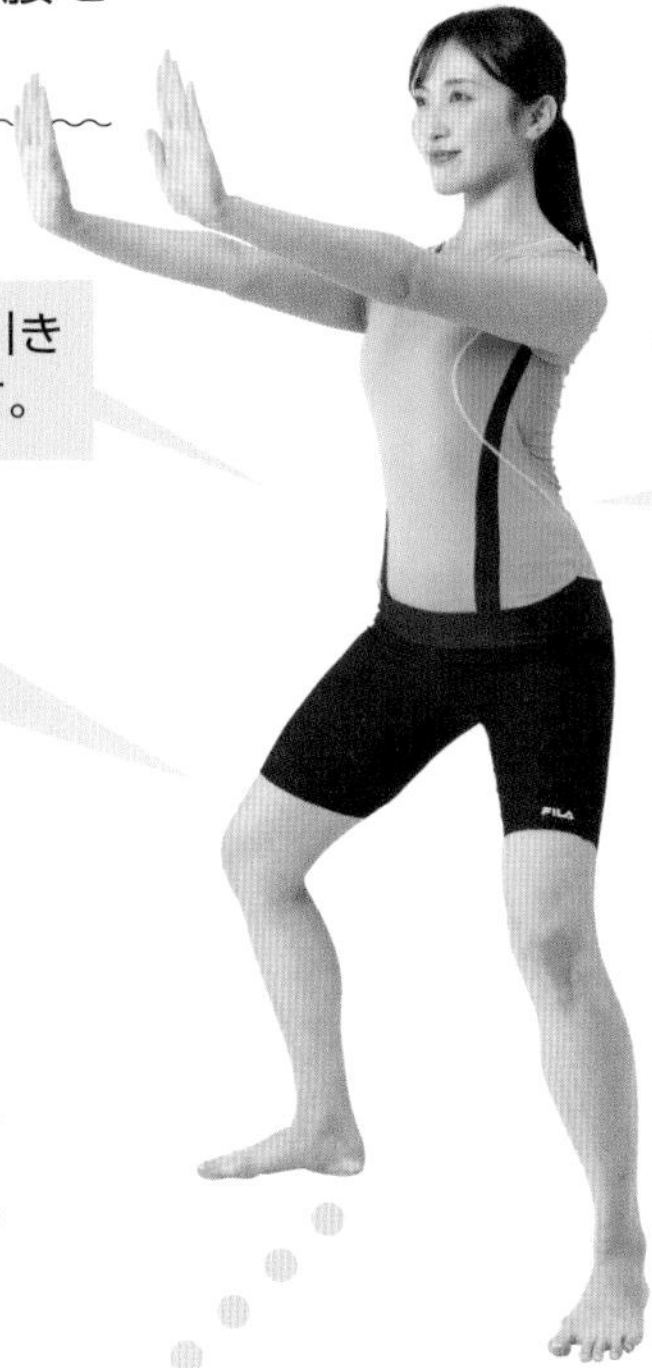

腰 お尻をしっかり引きながら、腰を落とす。

ひざ 両ひざは、つま先と同じ方向に向けて曲げていく。内側に入らないように。

背中 腰を落としていくときに背中が丸まらないように。

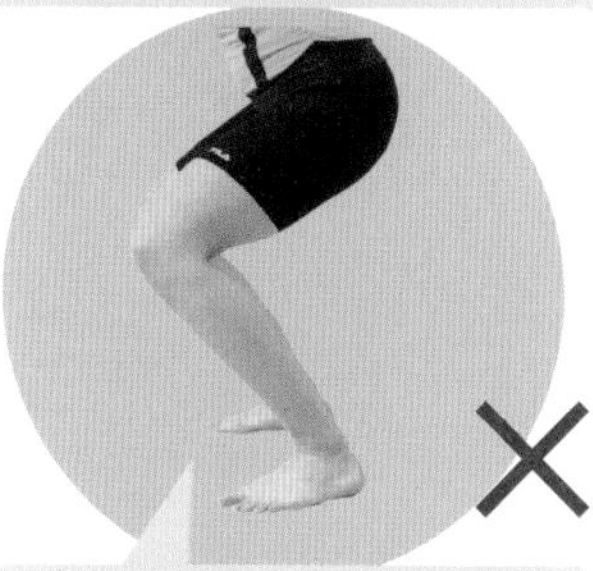

曲げたひざが足のつま先より前に出ないようにする。

3 太ももが床と平行になったら静止し、2秒キープしてから反動をつけずに立ち上がる。反動をつけるとひざを痛める原因になる。

キープ 2秒

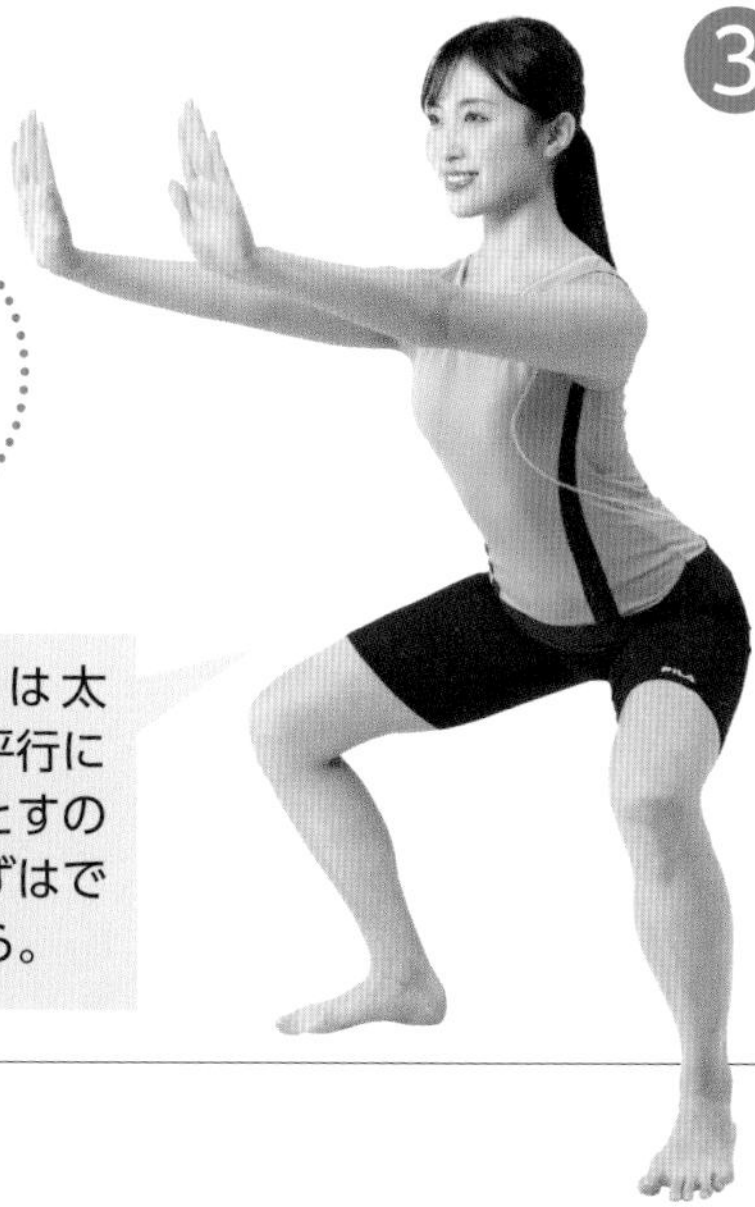

太もも 腰は太ももが床と平行になるまで落とすのが理想。まずはできる範囲から。

8回くり返して 1セット 約1分

2分休んで次のセットに。目標3セット。

1分スロースクワット

イスを使った7秒スクワット

1SET 1分

効果 **足腰に自信がなくて7秒スクワットが難しい人は、イスを使った7秒スクワットでも血糖値は下がる。**

1 両腕を前に出してイスの背に指先をのせ、両足を肩幅よりも広げて立つ。

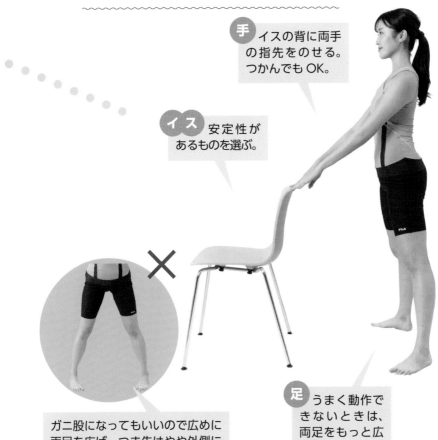

手 イスの背に両手の指先をのせる。つかんでもOK。

イス 安定性があるものを選ぶ。

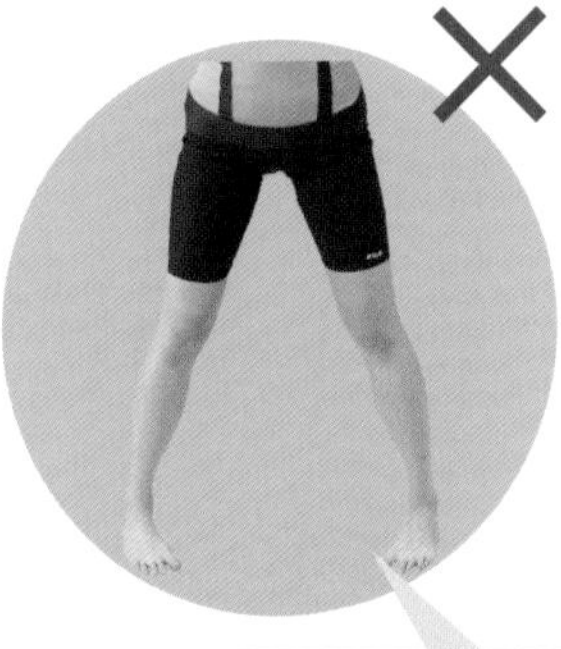

ガニ股になってもいいので広めに両足を広げ、つま先はやや外側に向けましょう。つま先が内側を向くのはNG。

足 うまく動作できないときは、両足をもっと広げる。

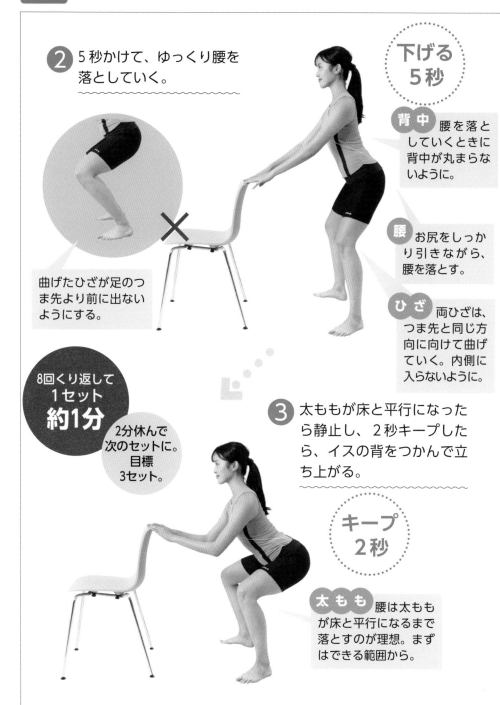

② 5秒かけて、ゆっくり腰を落としていく。

下げる5秒

曲げたひざが足のつま先より前に出ないようにする。

背中 腰を落としていくときに背中が丸まらないように。

腰 お尻をしっかり引きながら、腰を落とす。

ひざ 両ひざは、つま先と同じ方向に向けて曲げていく。内側に入らないように。

8回くり返して1セット **約1分**

2分休んで次のセットに。目標3セット。

③ 太ももが床と平行になったら静止し、2秒キープしたら、イスの背をつかんで立ち上がる。

キープ2秒

太もも 腰は太ももが床と平行になるまで落とすのが理想。まずはできる範囲から。

7秒プッシュアップ

効果

上半身の大きな筋肉を鍛える７秒プッシュアップ。スクワットと併用すると、さらに血糖値が下がる。

① 両手は肩幅より少し開き、両ひざを床につける。

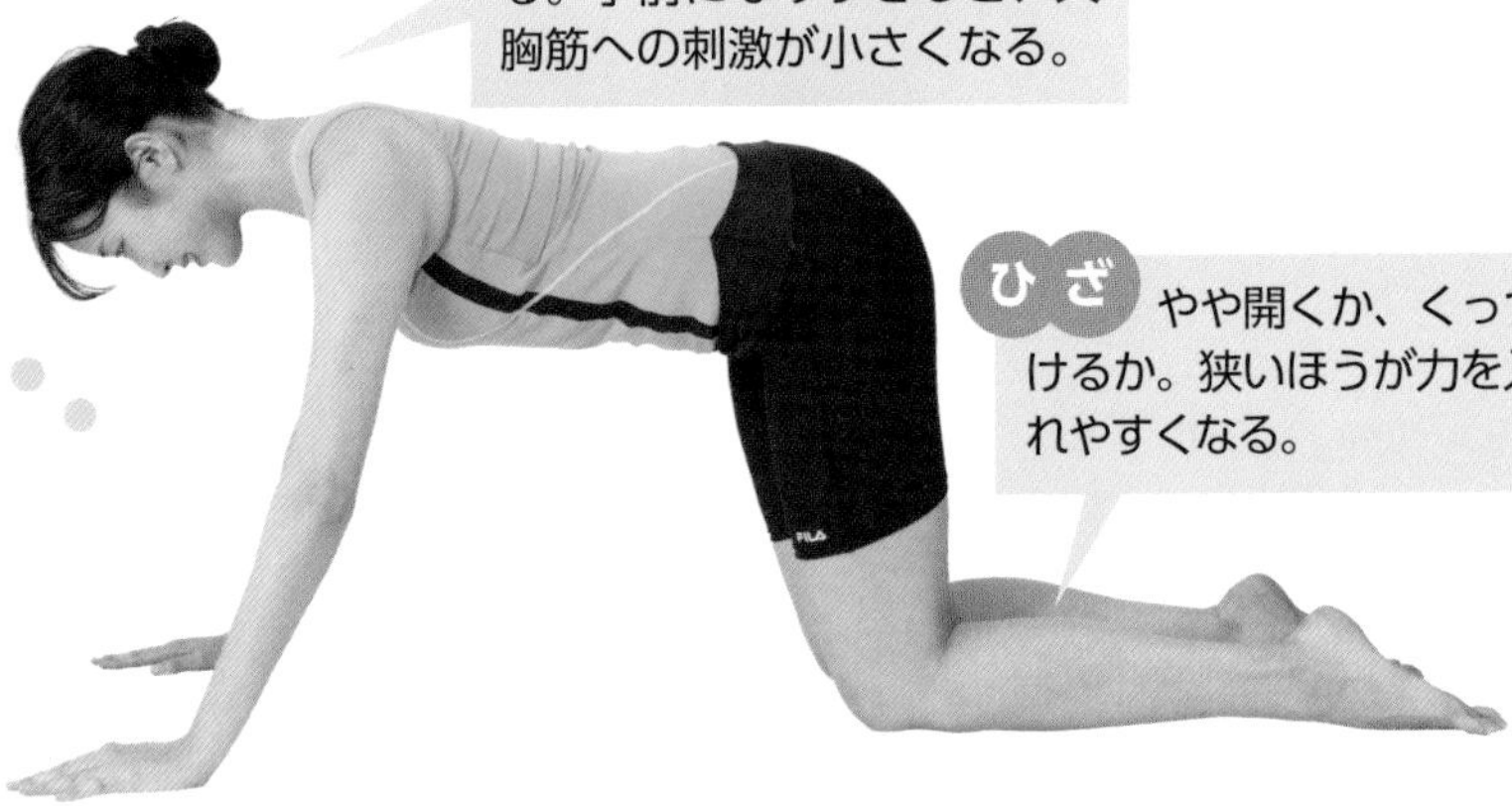

目 目線は指先より前に向ける。手前になりすぎると、大胸筋への刺激が小さくなる。

ひざ やや開くか、くっつけるか。狭いほうが力を入れやすくなる。

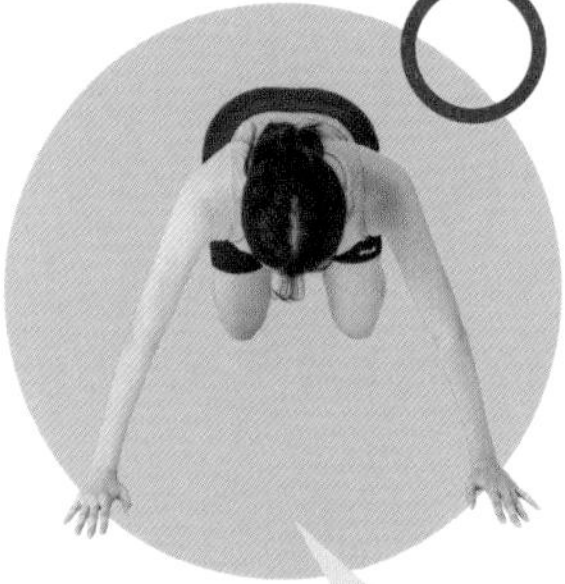

○ 両手は肩幅より広く。

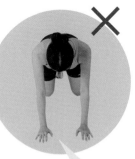

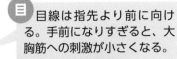

× 肩幅と同じくらいだと大胸筋を刺激できなくなる。

②　5秒かけて、ゆっくりひじを曲げていく。

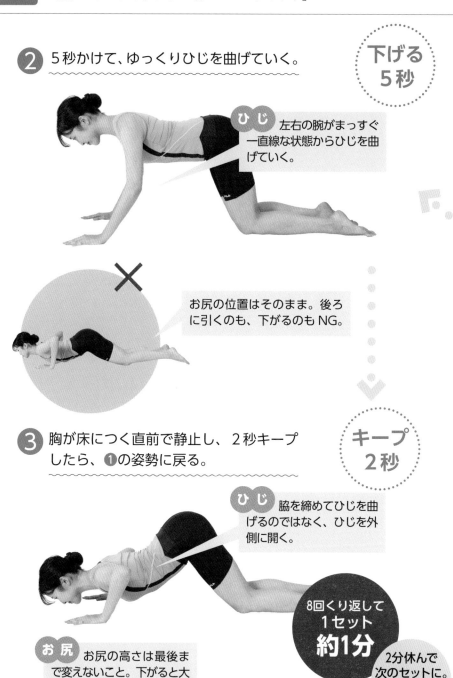

下げる
5秒

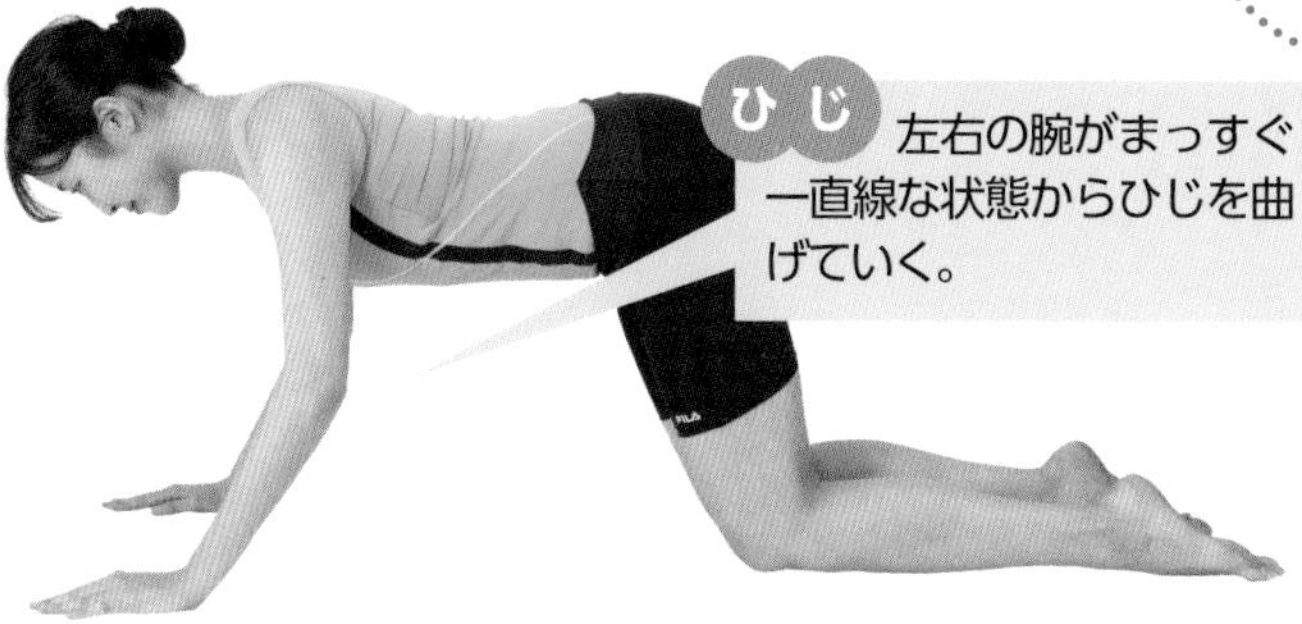

ひじ　左右の腕がまっすぐ一直線な状態からひじを曲げていく。

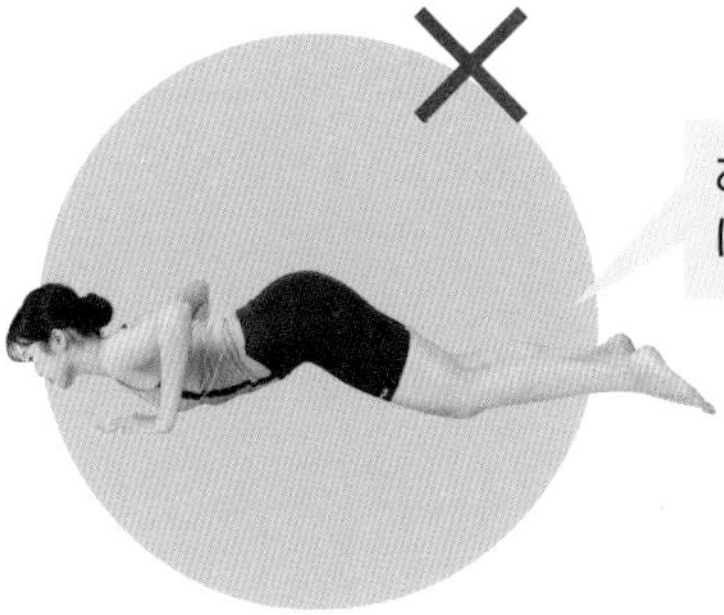

お尻の位置はそのまま。後ろに引くのも、下がるのもNG。

③　胸が床につく直前で静止し、２秒キープしたら、❶の姿勢に戻る。

キープ
２秒

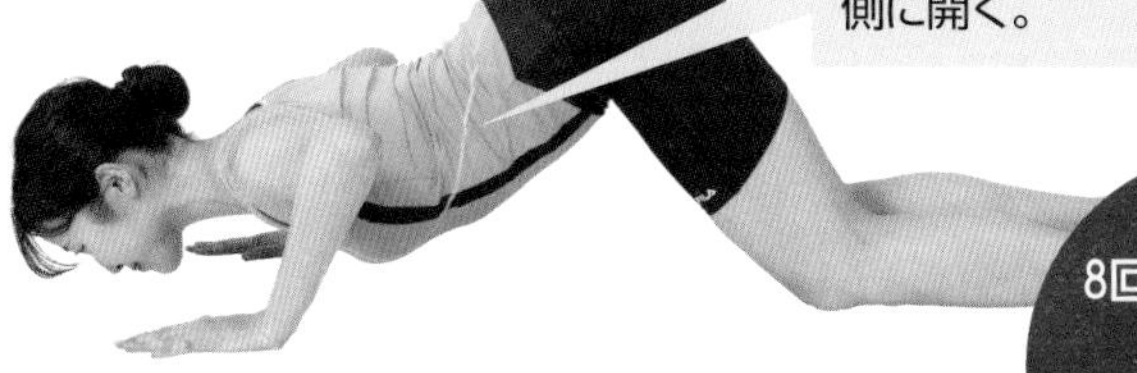

ひじ　脇を締めてひじを曲げるのではなく、ひじを外側に開く。

お尻　お尻の高さは最後まで変えないこと。下がると大胸筋への刺激が小さくなる。

8回くり返して
1セット
約1分

2分休んで
次のセットに。
目標
3セット。

1 min
1分スロースクワットは、ゆっくり腰を下ろして、反動をつけずに立つ

1分スロースクワットは、短期的にはあふれている血糖を消費して血糖値を下げ、長期的には筋肉の細胞のインスリン感受性を高め、血糖値を安定させてくれるトレーニングです。

いずれも動作のポイントは、**5秒かけて、ゆっくり腰を下ろすこと**です。

筋肉は、縮める運動よりも、伸ばす運動のほうが、より負荷がかかります。負荷がかかるということは、それだけ筋グリコーゲンを使うということで、エネルギー倉庫を早く空っぽにすることができます。

1分スロースクワットでは、**腰を下ろした状態を2秒キープすることで、さらに筋グリコーゲンを消費**します。

腰を下ろす動作の目安は5秒ですが、慣れてきたらさらに時間を延ばして10秒かけ

るのもおすすめです。さらに筋グリコーゲンの消費が早くなります。また、筋肉への負荷が大きくなることで、筋肉量の増加も期待できます。

1分スロースクワットを継続すると、筋力の維持だけではなく筋力アップにもつながります。そのためにも、「ゆっくり腰を下ろす」を意識してください。

1分スロースクワットを行うときのもう一つのポイントは、反動をつけずに立ち上がることです。

スクワットの動作に限らず、**ひざの屈伸運動で注意したいのは、不必要にひざに負担をかけないことです。**腰を下ろしてキープした状態からお尻《しり》をさらに落として立ち上がると、余計な負担がひざにかかり、ひざを痛める原因になることがあります。ひざに痛みを感じるようになってしまっては、1分スロースクワットを続けられなくなります。

血糖値をコントロールできるようになるための1分スロースクワットは、長く続けることに意味があります。そのためにも、ケガは禁物です。

1 min

1分スロースクワットは、呼吸を止めずに動作する

1分スロースクワットの効果を高めるために、動作中の呼吸にも気をつけましょう。

筋トレは、筋肉を縮めるときに息を吐き、伸ばすときに息を吸うのが基本とされていますが、1分スロースクワットは自然に呼吸しながら行ってください。

また、力が入るときについ呼吸を止めがちですが、止めないようにしてください。

たしかに、呼吸を止めると瞬間的にふだんより大きな力を発揮できますが、ゆっくり動作の1分スロースクワットには、瞬間的な力は必要ありません。

呼吸を止めると、血圧が上昇したり、心拍が速くなったりすることもあるので注意しましょう。

呼吸を止めずに動作するために、私がおすすめしているのが、「いーち、にー、さーん、しー、ごー」と声を出しながら腰を下ろしていく方法です。声を出しながらだと、呼吸しながらの動作になります。

1 min

週に2回で血糖値がどんどん下がる

1分スロースクワットは、「イスを使った7秒スクワット」も、上半身を鍛えるための「7秒プッシュアップ」も、毎日行わなくても十分に効果を得られます。

1日3セットを週に2回。これが基本です。

週に2回というと、少なくて不安に感じる人もいるようですが、ハードなトレーニングではないとはいえ、1分スロースクワットも筋トレです。筋トレは、トレーニングで傷ついた筋肉が回復するために、1～2日休みを入れるのがセオリー。**筋肉は、休ませることで強くなる**のです。

運動療法にスクワットを取り入れた当時、散歩さえまともにやってくれない患者さんに受け入れられるかどうか不安でした。

しかし、「20分くらいの運動を週に2回でいい」というと、積極的に取り組んでもらえました。毎日2時間歩くより、短時間で終わるスクワットのほうが魅力的だったようです。

1分スロースクワットも、それくらいの動機で始めていただいていいと思います。そうやって続けてもらえると、個人差はありますが、2～4週間で効果が現れるようになります。

7秒スクワットが難しいと思う人は、「イスを使った7秒スクワット」からで十分です。ひざや腰が痛くて長時間歩けない人でも、イスを利用した5分くらいのトレーニングならできると思います。

また、これまで運動らしいことをしたことがない人は、少ない回数やセット数から始めてもかまいません。まずはやってみること、そして、続けることです。運動する時間は、食後30分や入浴前などがおすすめです。

万一、動作中に痛みや違和感があったときは中止し、かかりつけの医師に相談するようにしてください。1分スロースクワットは、いつでも再開できます。

1 min

1分スロースクワットの効果に感謝の声

最後に、1分スロークワットを実践された方々の声を少しだけ紹介しましょう。

E・Yさん（73歳女性） 空腹時血糖値 186mg → 117mg

ウォーキングやフォークダンスを10年以上も続けていたので、最初は「7秒スクワットでもどうかなあ」という不安はありました。しかし、スクワットの効果は3カ月で現れました。血糖値が安定するようになって2カ月たってからは、**薬の服用もやめました。**それでも血糖値が高くなることはありません。

A・Tさん（70歳女性） ヘモグロビンA1c 6.9％ → 6.1％

7秒スクワットの動作を見たときは、ひざに痛みがある私には「無理かな」と思いましたが、先生の指導通りにゆっくり動作してみると痛みが出ません。そこで早速、翌日から週2回のスクワット。すると、2カ月で驚く成果がありました。なんと血糖値やヘモグロビンA1cだけでなく、LDLコレステロール値も基準値に戻りました。

Y・Iさん（39歳男性） ヘモグロビンA1c　11・1％ → 5・4％

ヘモグロビンA1cの数値だけで判断すると、ふつうなら入院治療でしたが、30代という年齢とインスリン分泌能力の状態から、7秒スクワットでの改善を先生に提案されました。結果は成功。5カ月後には5・4％で安定するようになりました。

K・Oさん（83歳男性） 空腹時血糖値　406mg → 91mg

「この薬で血糖値が下がらなかったら、インスリン注射しかないですね」。医師のひと言で一念発起して7秒スクワットを開始。6カ月後には、9・5％だったヘモグロビンA1cが6・4％まで低下したことで、注射を回避することができました。

1分スロースクワットは、血糖値が高めの人だけでなく、糖尿病と診断されてからも改善可能なトレーニングです。まずは、1セットからでも始めてみてください。

第3章

らくで省エネなのに血糖値に効くエキセントリック体操

オーストラリア・
エディスコーワン大学教授
野坂和則

1 min 筋肉を伸ばしながら力を発揮する「エキセントリック体操」

あふれている血糖をどんどん消費して、インスリン感受性を高める筋肉をつくる効果的なトレーニングとしておすすめしたいのが、「エキセントリック体操」です。「エキセントリック」という言葉は、聞いたことがある人は多いと思います。「変わっている」とか、「異様な」とか、「変な」という意味です。

いったい、どんな変わった体操なのでしょうか。

筋肉の動きには、筋肉を縮める「短縮性収縮」と、筋肉を伸ばす「伸張性収縮」があります。運動スポーツ科学では、短縮性を「コンセントリック」、伸張性を「エキセントリック」といいます。

そして、短縮性の筋肉の動きが主となる運動を「コンセントリック運動」、伸張性が主となる運動を「エキセントリック運動」といいます。

短縮性と伸張性の違いは、ダンベルを持ち上げ、下ろす運動を例にするとよくわかります。

ダンベルを持ち上げるように力を入れてひじを曲げると、力こぶができます。力こぶができるのは、上腕にある上腕二頭筋という筋肉が縮みながら力を発揮しているからです。これが短縮性収縮、コンセントリックです。

続いて、ダンベルをゆっくり下ろすべく曲げていたひじを伸ばすと、力こぶは平らになります。これは、上腕二頭筋が伸ばされながら力を発揮していることを示します。これが伸張性収縮、エキセントリックです。

エキセントリック体操とは、力を入れている筋肉を伸ばしていく動作を中心とした筋トレになります。

ちなみに、筋トレには、コンセントリックとエキセントリックのほかに、もうひとつ「アイソメトリック」という方法があります。これは、筋肉の長さを一定にしたまま筋肉を鍛えるトレーニングです。力を入れた姿勢（状態）をキープする筋トレになります。

筋肉を強くする３つの方法

①コンセントリック（短縮性収縮）運動

筋肉が縮みながら収縮し、力を発揮する運動
たとえば、ダンベルを持ってひじを曲げる。

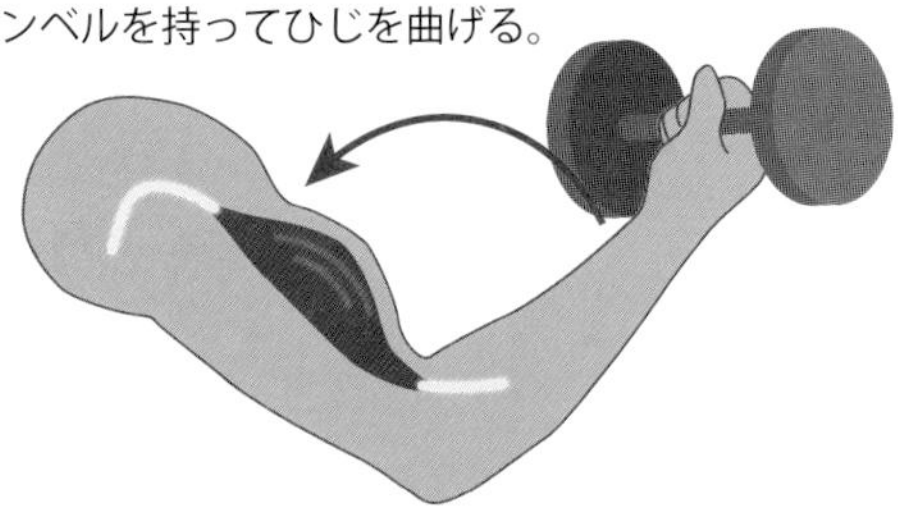

②エキセントリック（伸張性収縮）運動

筋肉が伸ばされながら、力を発揮する運動
たとえば、ダンベルを持ってゆっくり下ろす。

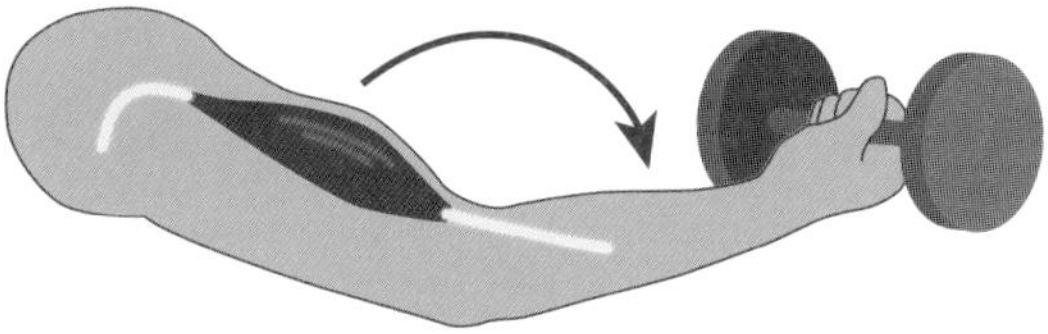

③アイソメトリック（等尺性収縮）運動

筋肉の長さに変化がない状態で収縮し、力を発揮する運動
たとえば、ダンベルを持った状態をキープする。

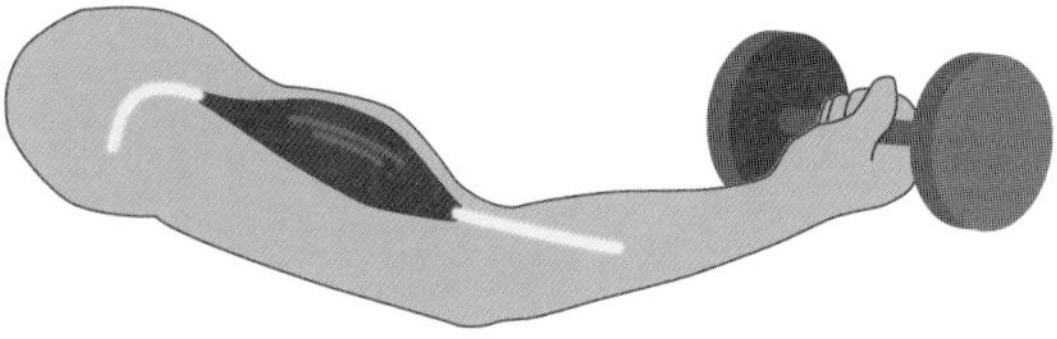

1 min

コンセントリックの1・5倍の力を出せるエキセントリック

それでは、みなさんにクイズです。

ダンベルを持ち上げる動作（コンセントリック）と、ダンベルを下ろす動作（エキセントリック）、どちらが力を出せると思いますか？

答えは、ダンベルを下ろす動作です。

ダンベルを持ち上げるほうがきつい動作なので、がんばって力を出しているような気がしますが、実は逆なのです。エキセントリック運動は、コンセントリック運動の約1・5倍の力を出せるといわれます。

たとえば、10kgのダンベルを持ち上げられるなら、15kgのダンベルを下ろせるということです。つまり、同じ重量なら、持ち上げるより、下ろすほうがらくです。

らくなのに、筋肉に効く。それが、エキセントリック運動です。

このメカニズムを使うのが、エキセントリック体操です。

らくなのに効いているという感覚は、山登りをする人ならわかりやすいかもしれません。山登りをすると、翌日か、翌々日に太ももが筋肉痛になります。

高い山にがんばって登ったからだと思うかもしれませんが、筋肉痛を引き起こしたのは、登ったからではなく、下ったからです。下りが筋肉痛の原因になるのは、太もも前の筋肉（大腿四頭筋《だいたいしとうきん》）にとって、登りはコンセントリック運動で、下りはエキセントリック運動になるからです。

しかし、苦しかったのは登りで、らくだったのは下りのはずです。

ちょっとしか運動していないのに筋肉痛になることがあると思いますが、原理は同じです。筋肉痛になるのは、エキセントリック運動を行ったからなのです。

実は、日常生活でも、エキセントリック運動は無意識に行われています。

代表的な動作のひとつが、階段下りです。

階段を下りるときは、必ず軸脚のひざが曲がります。このときに太ももの前の筋肉が引き伸ばされます。まさにエキセントリック運動です。階段を下りている間はずっと、左右交互にエキセントリックの刺激が入るということです。

もうひとつは、**イスに座る動作**です。

座面に向かってお尻《しり》を下ろしていくときもまた、太ももの前の筋肉が伸ばされるエキセントリック運動になります。

イスに座るだけではなく、トイレに座る、ソファに座る、電車の座席に座るなど、座るという動作は、1日に何十回となくくり返していると思います。

ただし、エキセントリック体操のポイントでもありますが、重力に逆らったゆっくりした動作でなければ、筋肉にしっかり負荷がかかりません。階段を駆け下りたり、イスにドサッと座ったりすると、筋肉を鍛えるほどの負荷にはならないのです。

逆に、**階段を一段ずつゆっくり下りたり、イスにゆっくり座ったりするだけで、効果的な筋トレになります。**イスに、ゆっくり座ってみてください。太ももの前の筋肉が伸びていくのを実感できるはずです。

1 min

血糖値関連の数値が改善した、驚異の階段下り

エキセントリック運動の健康効果も実証済みです。

運動によってエネルギー消費を増やすと、あふれている血糖は筋肉に取り込まれ処理されます。また、筋肉を鍛える運動を続けることで筋肉が太く強くなると、血糖値も安定してくるようになります。

エキセントリック運動でのエネルギー消費量は少ないですが、筋肉を鍛える効果は高いので血糖値の減少にも有効です。

私たちの「階段歩行研究」では、階段を用いたトレーニングを2つのグループに分けて行いました。

1つは、階段を上るだけのグループ（コンセントリック運動）。もう1つは、階段を下りるだけのグループ（エキセントリック運動）。上るグループは、1階から6階

まで階段で上って、エレベーターで下ってもらいます。下るグループは、6階までエレベーターで上って、1階まで階段で下ってもらいます。

1階から6階までの階段数は110段。両グループとも、1段1秒のペースでゆっくり歩いてもらいました。1回約2分のトレーニングです。

最初の週は2回。毎週2回ずつくり返し回数を増やし、12週。12週目は24回110段を上る、あるいは下るという少しハードなトレーニングになりました。

結果は、次のページのグラフの通りです。

階段上りも、階段下りも、どちらも、健康に関するあらゆる数値が改善しました。定期的な運動により、血糖値、血中のインスリン、ヘモグロビンA1cなど、糖尿病にかかわる数値だけでなく、中性脂肪やコレステロール、血圧、さらには骨密度などまで改善するということです。

しかも、階段を下りるグループのほうが、上るグループより、どの数値もよくなりました。特に、血糖値関連の数値は大幅に改善しています。

階段下りは、ゆっくり階段を下りるだけの簡単なトレーニングです。それで、これだけの効果を得られるのです。

階段下りのほうが血糖値が下がる

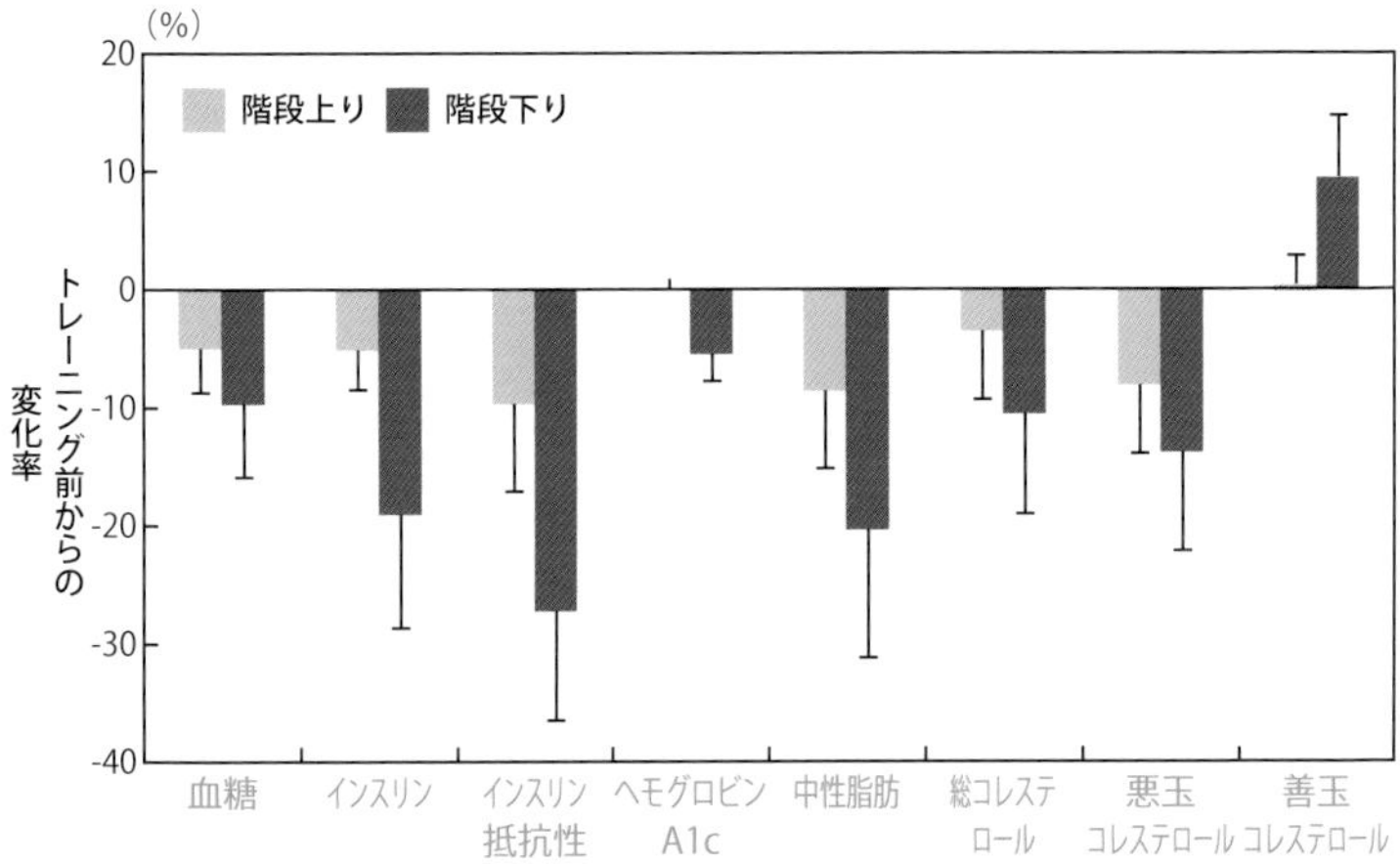

※Chen et al.Med Sei Sports Exerc.2017.

階段下りのほうがやせる

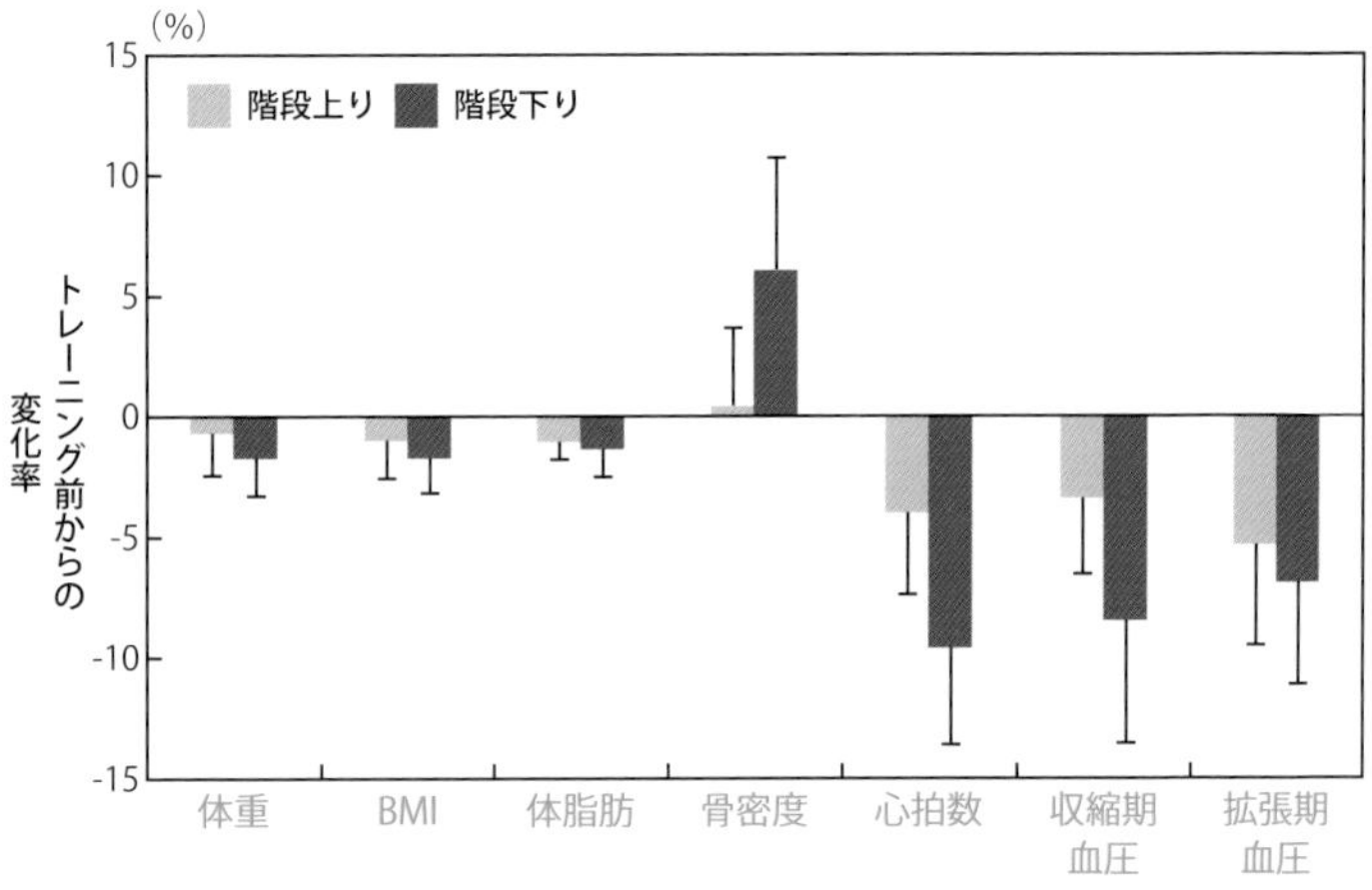

※Chen et al.Med Sei Sports Exerc.2017.

1 min

簡単動作をくり返すだけのエキセントリック体操

今回、エキセントリック体操として紹介するのは、次の5種類です。

・階段スロー下り…ゆっくり階段を下りる
・ウォーキング中ランジ…ウォーキングの途中に、10歩だけ大またで腰を沈め、前脚に体重をかける動作を入れる
・3秒スロー座り…イスに3秒かけてゆっくり座る
・お腹伸ばし…イスに座ったまま、背もたれに背中を3秒かけて近づけていき、お腹を伸ばす
・かかと下げ…イスにつかまって両足のかかとを高く上げ、片足立ちになり、片足のかかとをゆっくり下げる

どの体操も、動作は簡単なので、誰でもできるトレーニングです。どれか1種類でもいいので、まずはできることから始めてみましょう。

階段スロー下り

1SET 1分

効果 **ゆっくり階段を下りることで太ももの筋肉を鍛えるトレーニングになり、くり返すほど血糖値が下がる。**

しっかりと足元を見ながら、1秒間に1段程度のペースで階段を下りる。

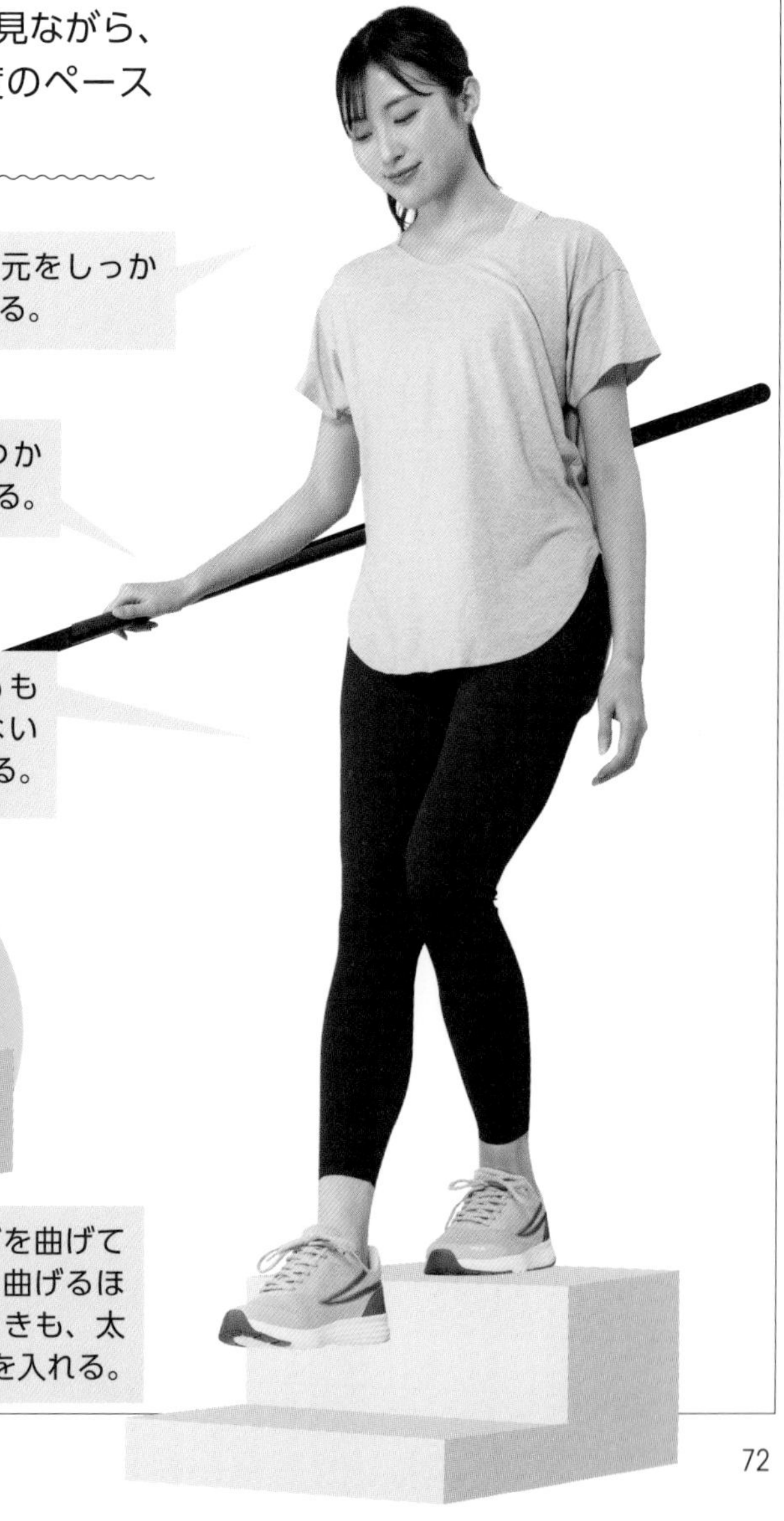

目 足元をしっかり見る。

手 手すりをつかみながら下りる。

太もも 太ももの力を抜かないように意識する。

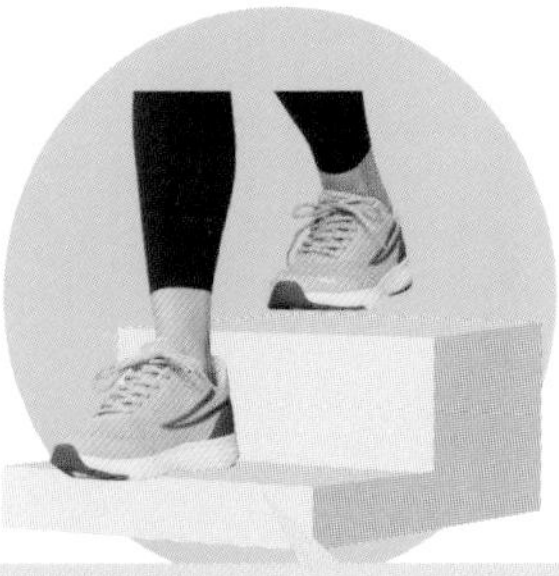

足が階段についたら、ひざを曲げてしっかり踏み込む。ひざを曲げるほど効果は高くなる。そのときも、太ももの筋肉にしっかりと力を入れる。

60段下りて
1セット
約1分

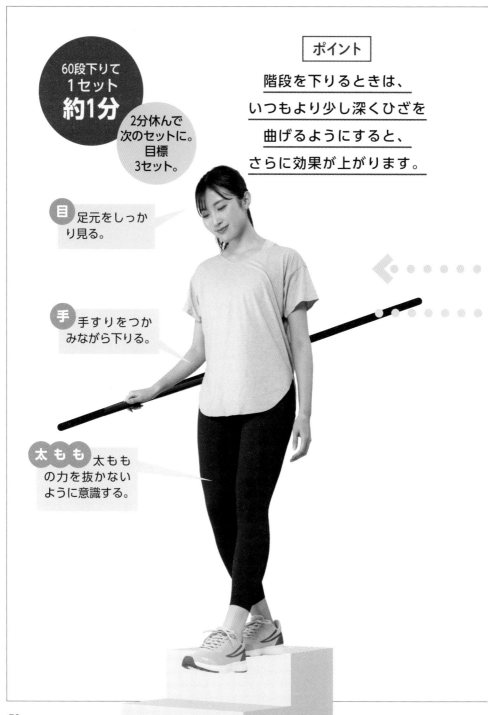

2分休んで
次のセットに。
目標
3セット。

ポイント

階段を下りるときは、
いつもより少し深くひざを
曲げるようにすると、
さらに効果が上がります。

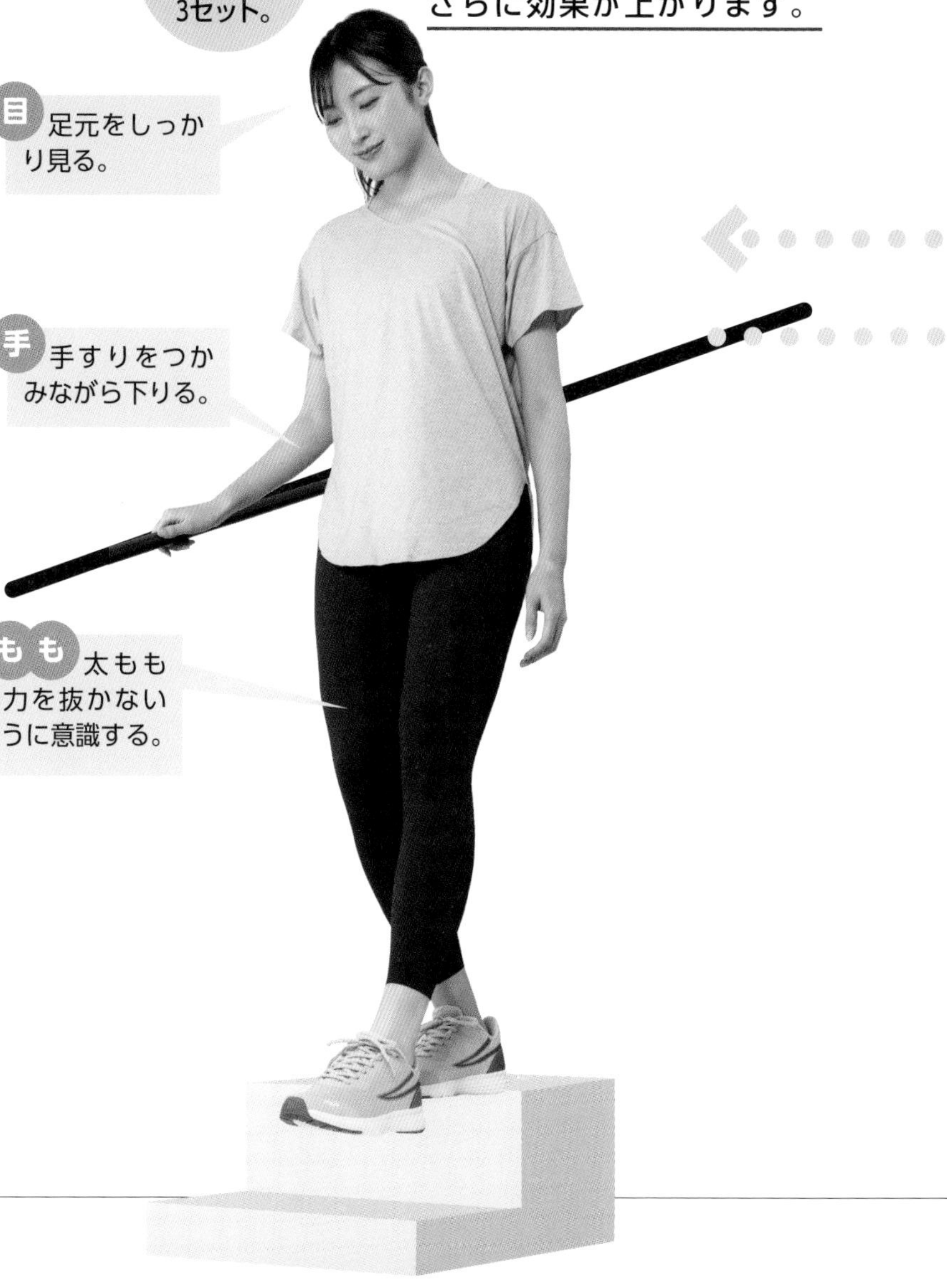
目　足元をしっかり見る。
手　手すりをつかみながら下りる。
太もも　太ももの力を抜かないように意識する。

エキセントリック体操

ウォーキング中ランジ

1SET 1分

効果

ウォーキング中に大またで腰を沈める動作を入れると、太ももの前とお尻の筋肉を効率よく鍛えられる。

1 ウォーキングする。

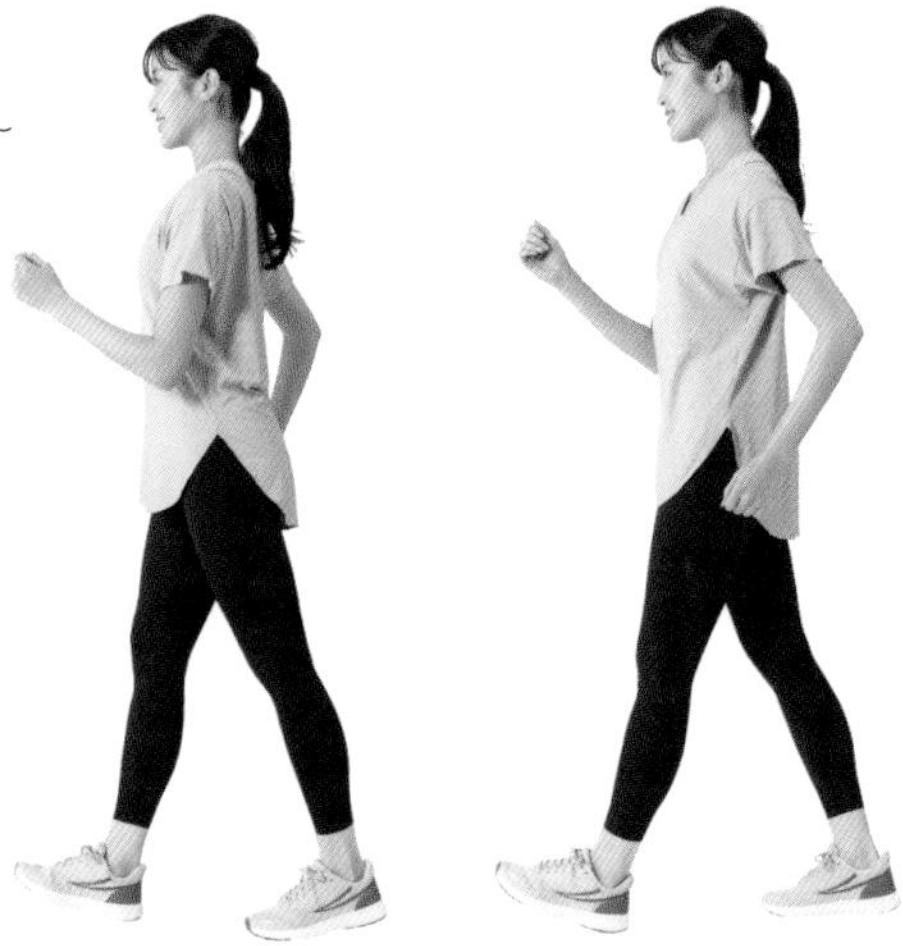

3 後ろ足をウォーキングの歩幅に戻し、ウォーキングに戻る。数歩歩いたら、今度は逆側の足を大きく踏み出してランジ動作（2）を行う。

1日10歩で、トータル**約1分**

2分休んで次のセットに。目標3セット。

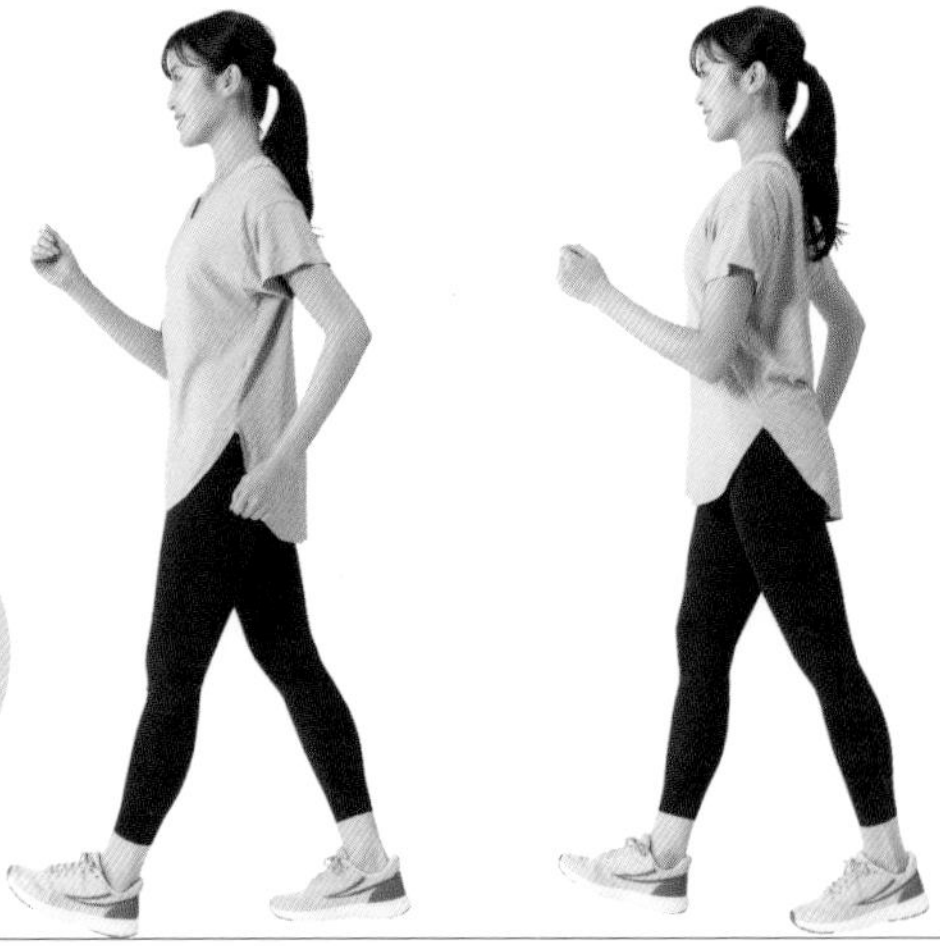

② ウォーキング途中で、ウォーキングのときの歩幅より2倍くらい大きく踏み出し、3秒かけてゆっくりひざを曲げる。

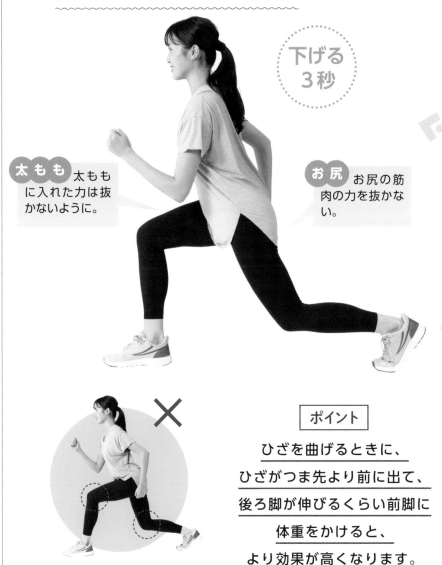

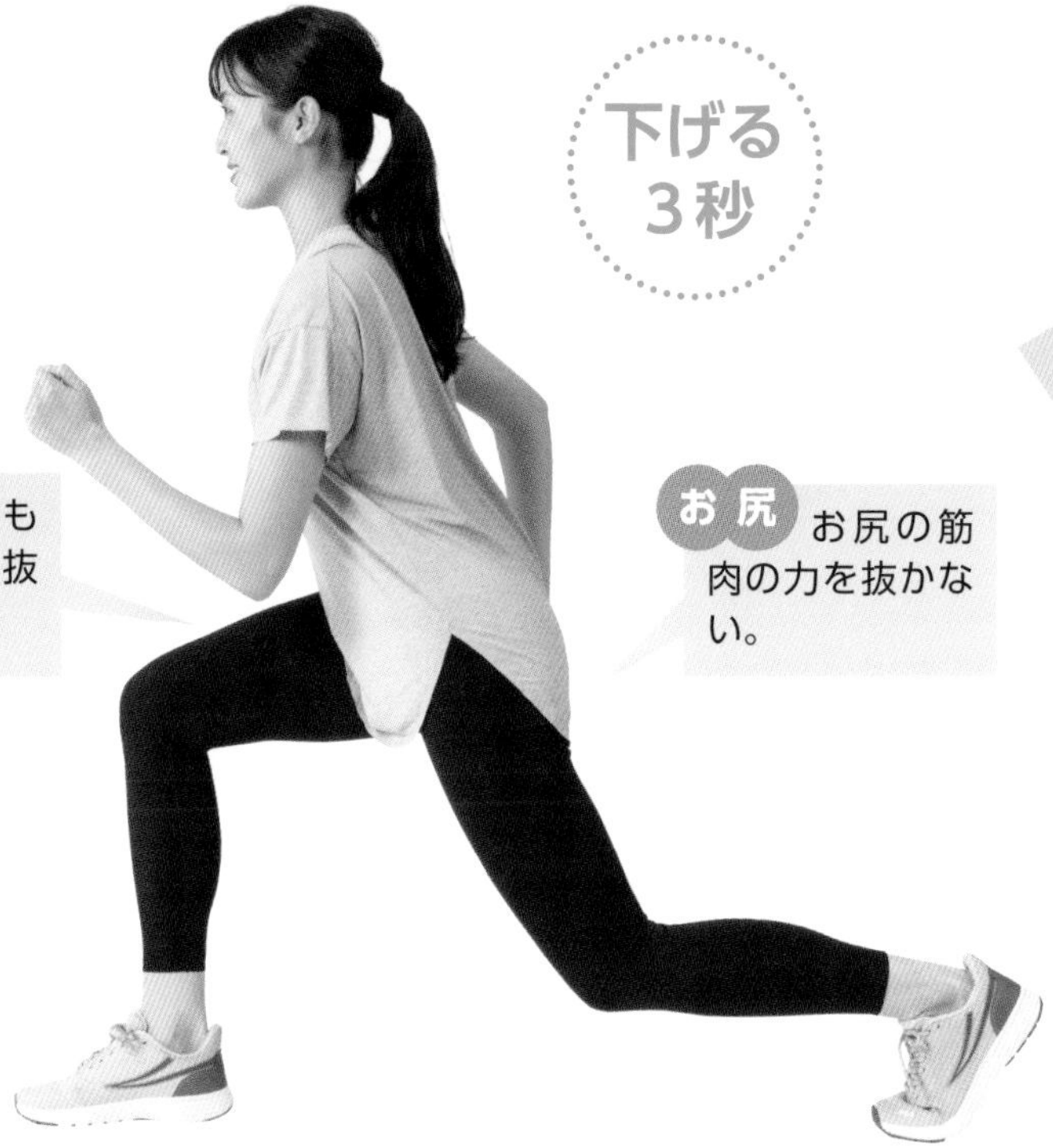

太もも　太ももに入れた力は抜かないように。

お尻　お尻の筋肉の力を抜かない。

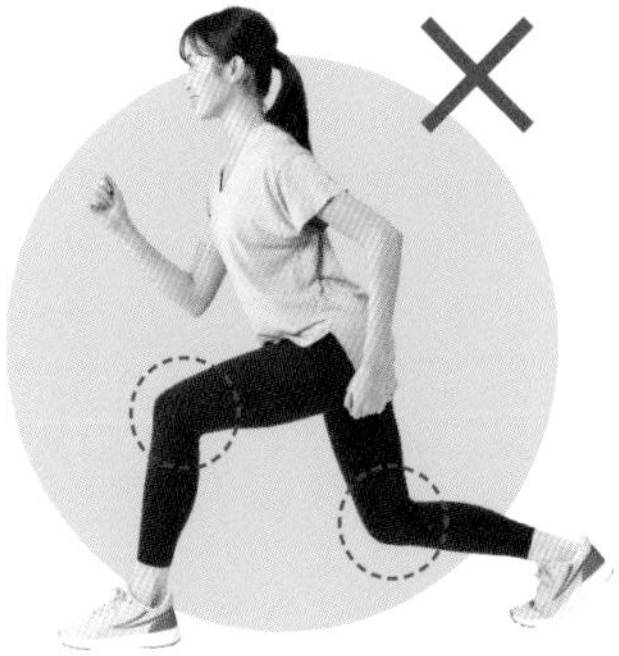

ポイント

ひざを曲げるときに、
ひざがつま先より前に出て、
後ろ脚が伸びるくらい前脚に
体重をかけると、
より効果が高くなります。

3秒スロー座り

1SET 1分

効果 イスに3秒かけてゆっくり座るだけで、太ももの前とお尻の筋肉を鍛えるトレーニングになる。

❶ イスの前で、両足を肩幅より広げて立ち、両手をクロスさせて前で組む。

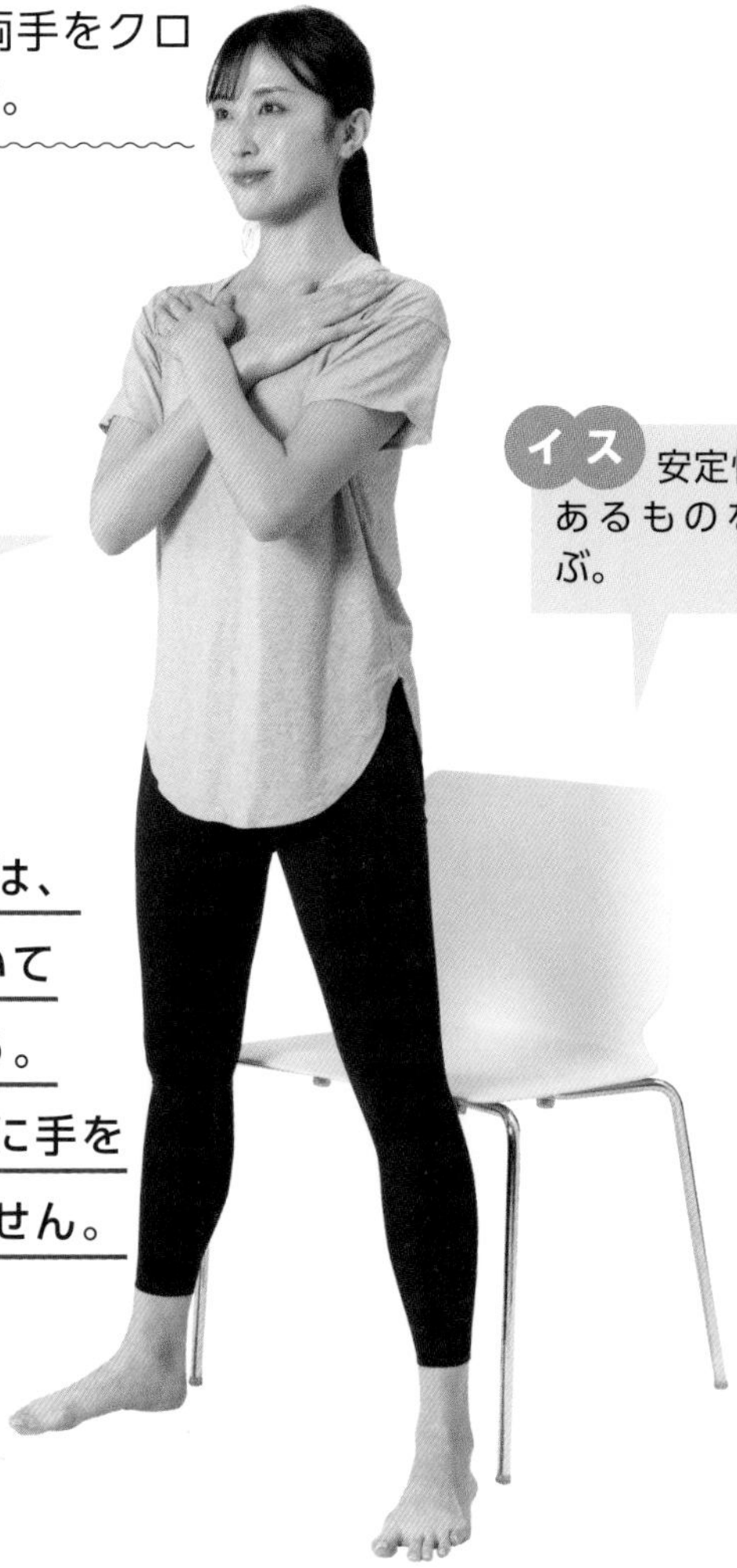

手 両手をクロスさせて前で組む。

イス 安定性があるものを選ぶ。

足 足幅は肩幅より少し広め。

注意

❸の状態から立つときは、手を太ももの上に置いてゆっくり立ちましょう。難しければ、イスの座面に手を置いて立ってもかまいません。

② 3秒かけてゆっくりとイスに座っていく。

下げる3秒

お尻　お尻を突き出しながら座っていく。

太もも　太ももにしっかり力を入れ、座るギリギリまで力を抜かない。

ひざ　イスに座るときに、ひざがつま先から出ないように。

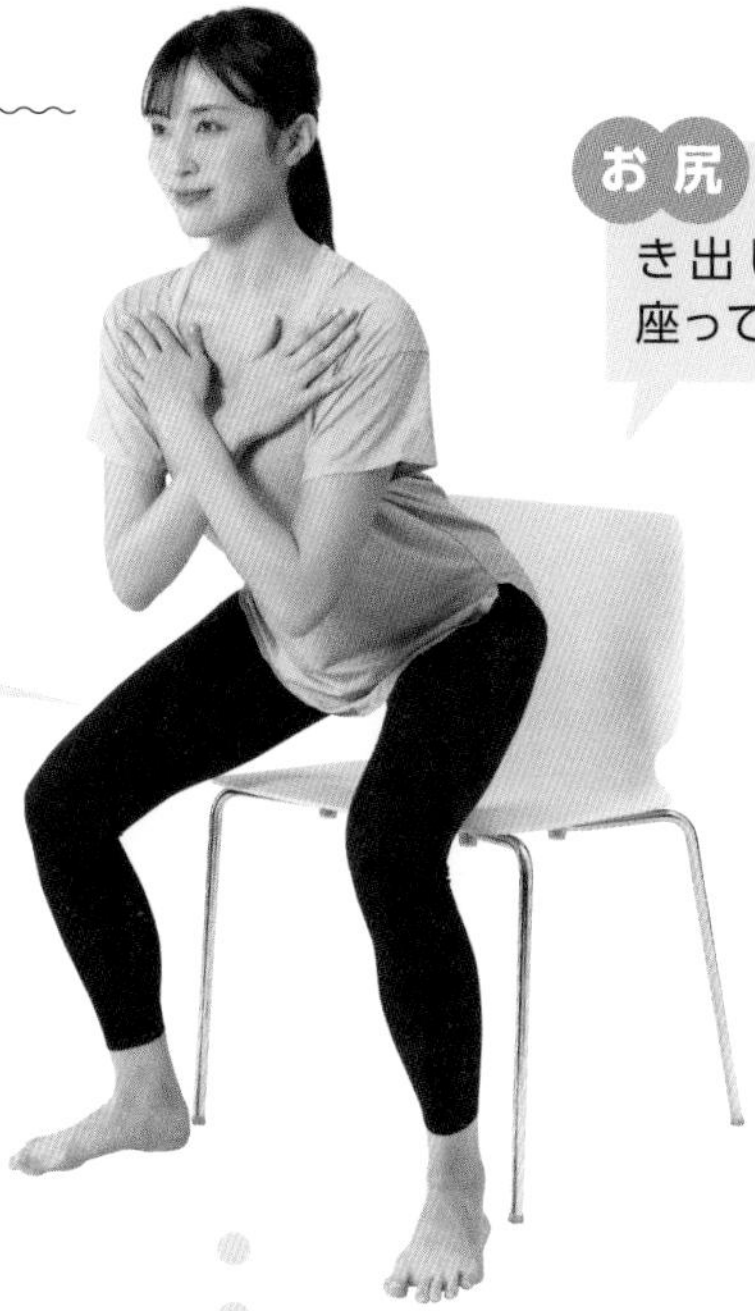

③ お尻がイスの座面についたら、力を抜いて座る。その後ゆっくり立ち上がる

全身　リラックスする。

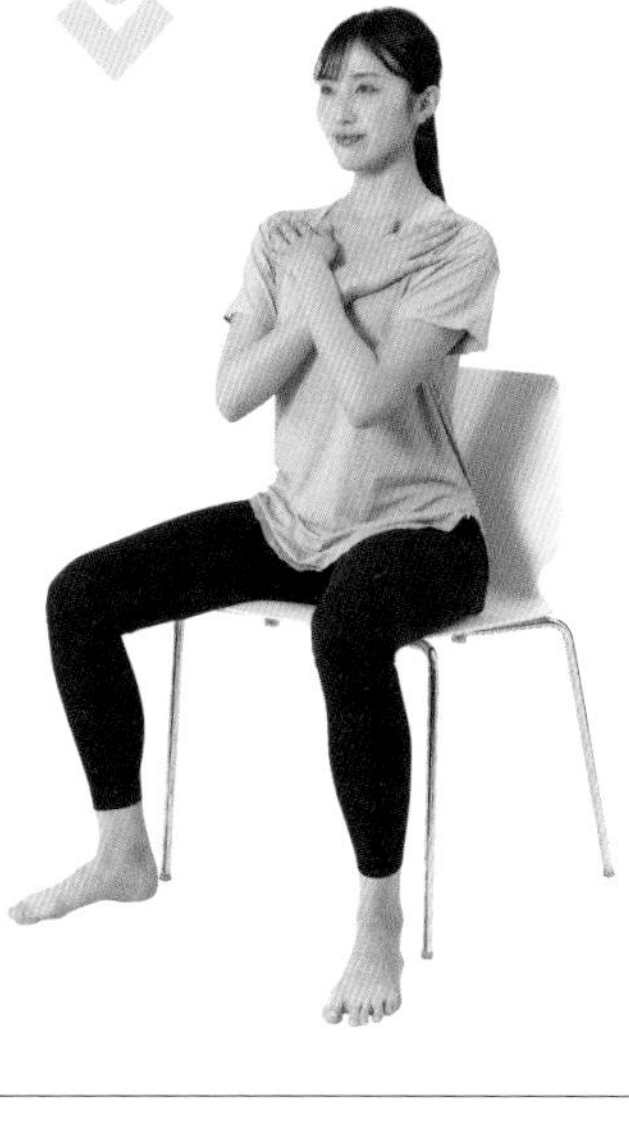

❶〜❸を10回くり返して1セット
約1分

2分休んで次のセットに。目標3セット。

お腹伸ばし

1SET 1分

効果 イスの前方に座ったまま、イスの背もたれに背中を倒していくだけで、効率的にお腹の筋肉を鍛えられる。

❶ イスの前方に座る。

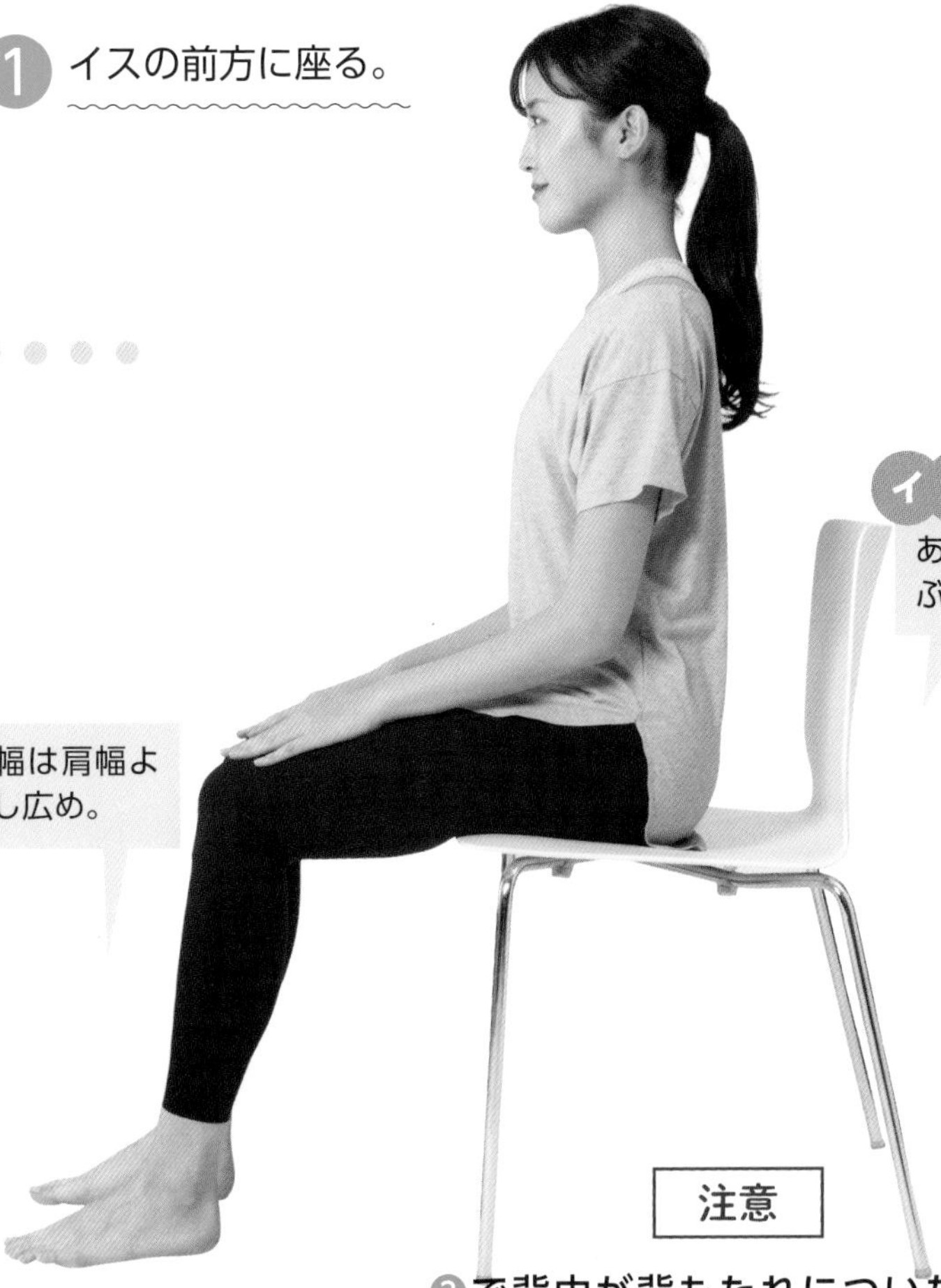

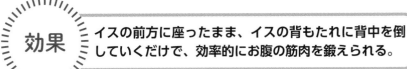

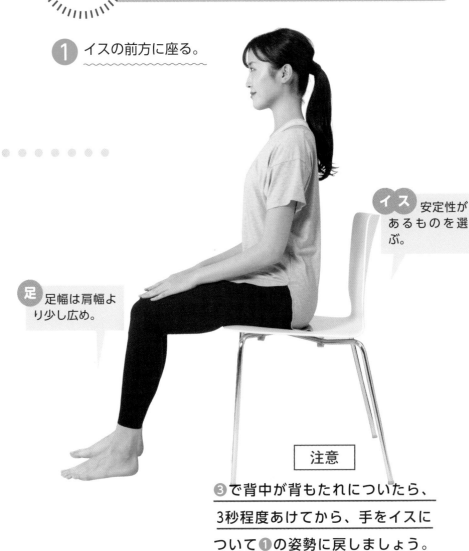

イス 安定性があるものを選ぶ。

足 足幅は肩幅より少し広め。

注意

❸で背中が背もたれについたら、3秒程度あけてから、手をイスについて❶の姿勢に戻しましょう。

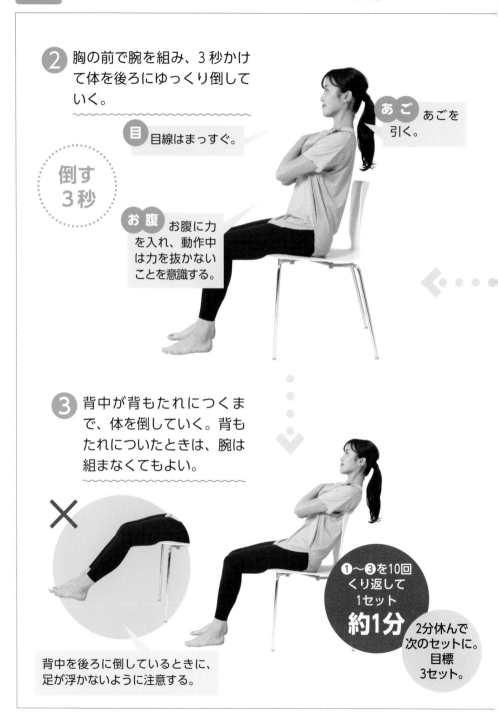

❷ 胸の前で腕を組み、3秒かけて体を後ろにゆっくり倒していく。

目　目線はまっすぐ。

あご　あごを引く。

倒す3秒

お腹　お腹に力を入れ、動作中は力を抜かないことを意識する。

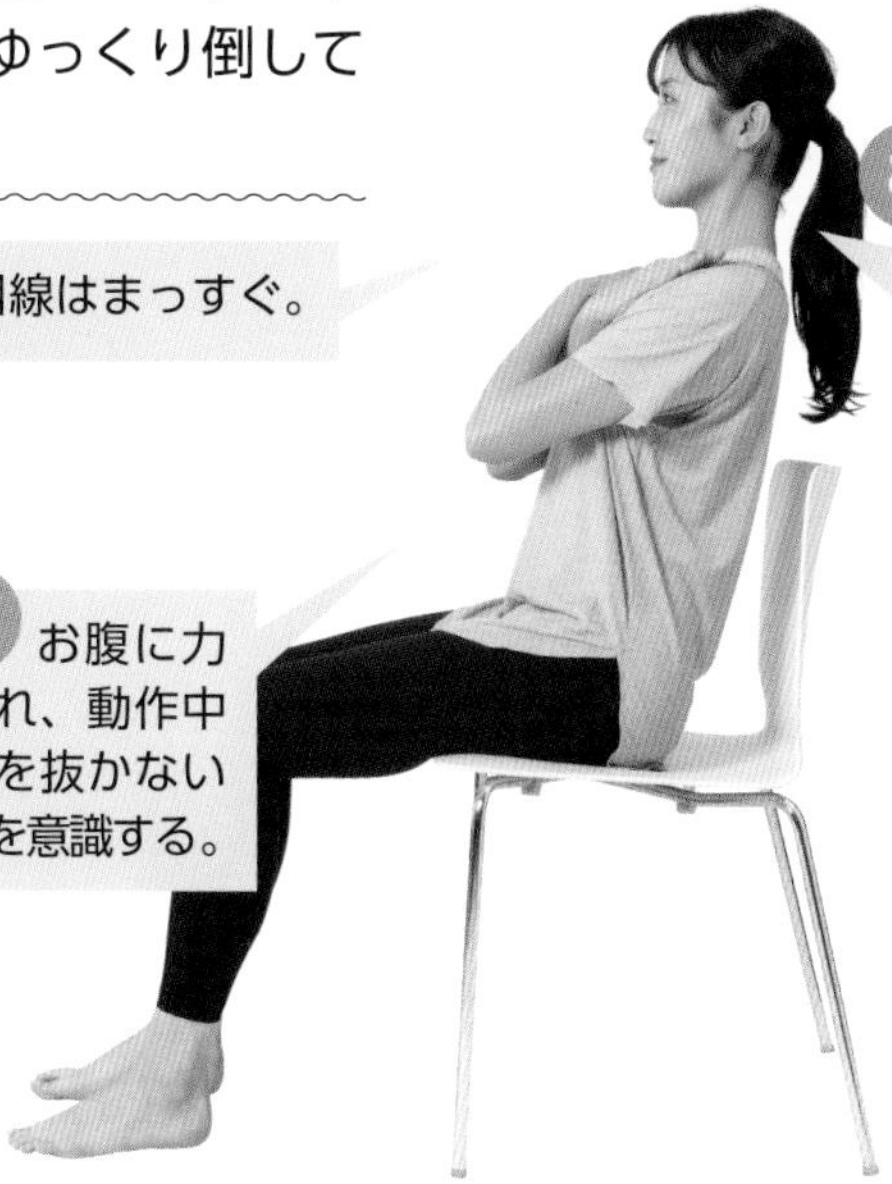

❸ 背中が背もたれにつくまで、体を倒していく。背もたれについたときは、腕は組まなくてもよい。

×

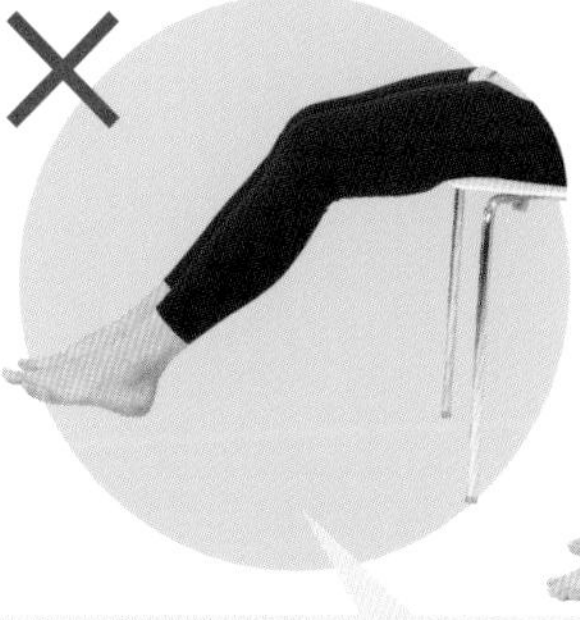

背中を後ろに倒しているときに、足が浮かないように注意する。

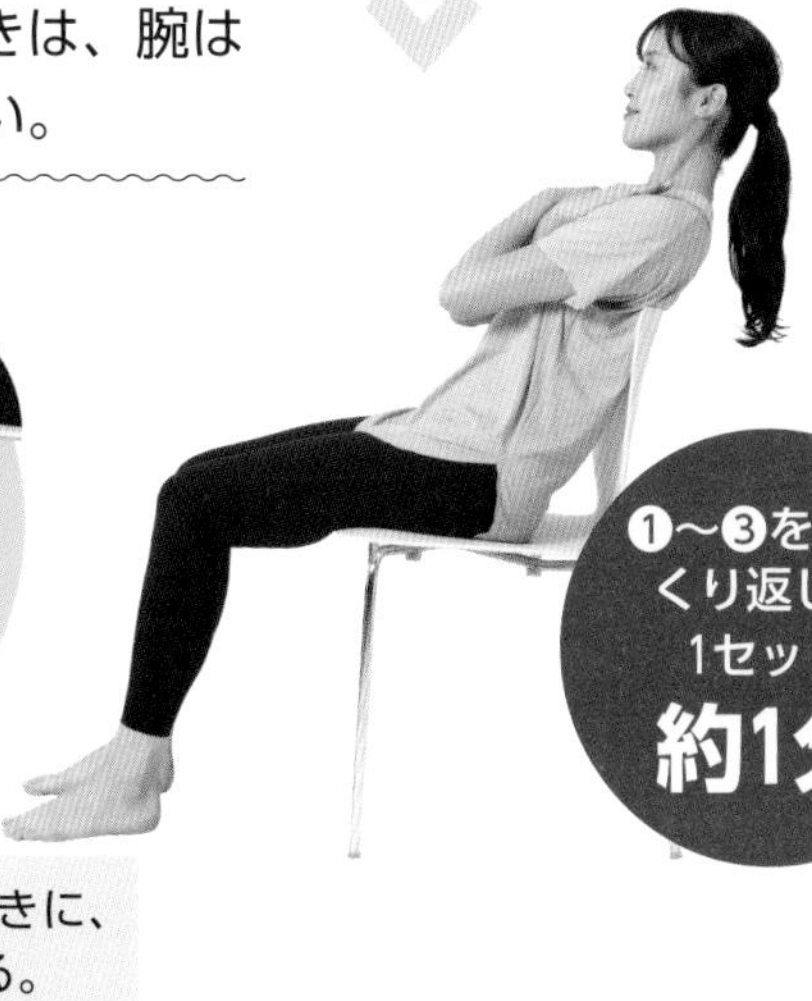

❶〜❸を10回くり返して1セット
約1分

2分休んで次のセットに。目標3セット。

かかと下げ

1SET 1分

効果
イスを利用して、片足のかかとをゆっくり下げるだけで、効率的にふくらはぎの筋肉を鍛えられる。

❶ イスの背もたれを持つ。

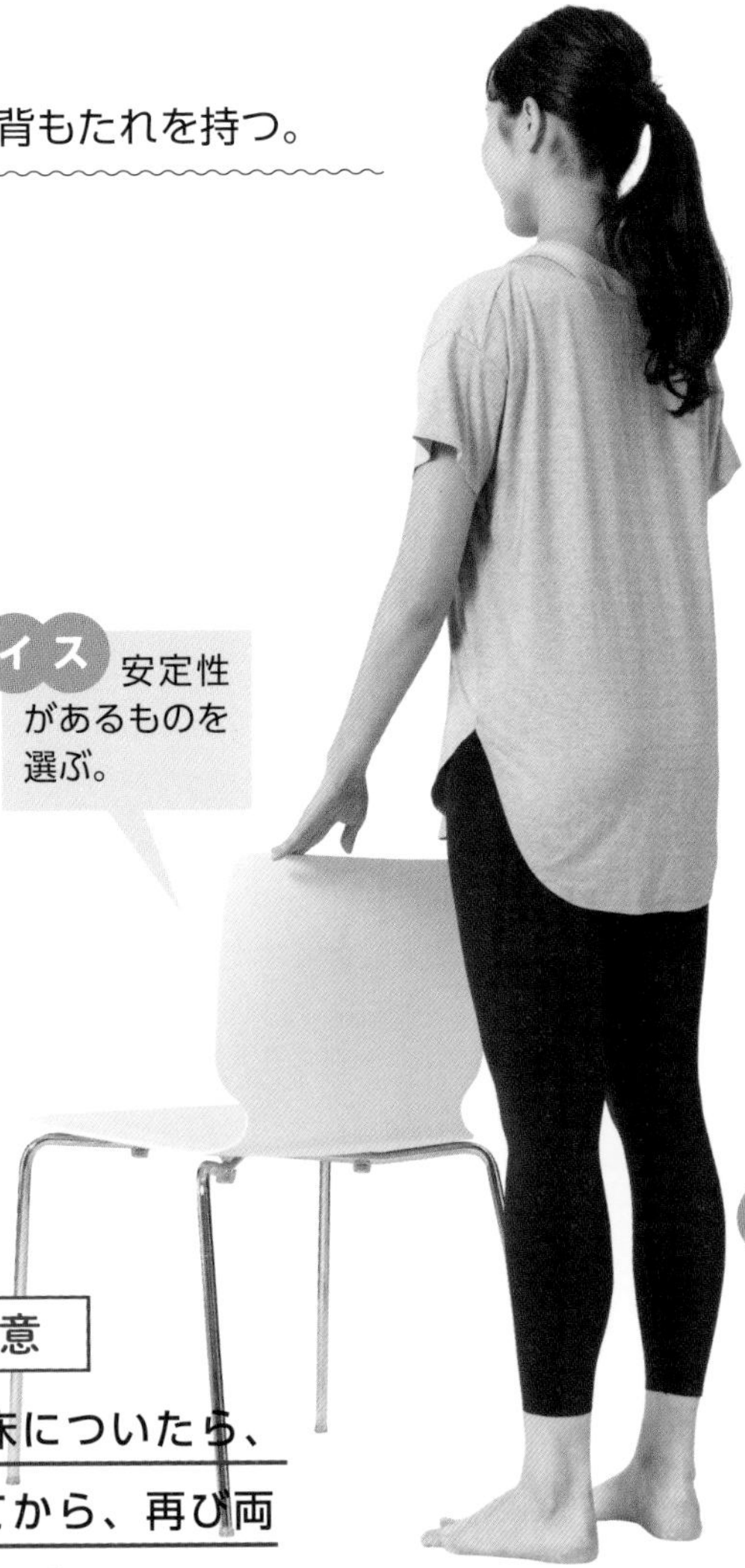

イス 安定性があるものを選ぶ。

足 足幅は腰幅くらいに開く。

注意

❸でかかとが床についたら、3秒程度あけてから、再び両足のかかとを上げましょう。

② ふくらはぎに力を入れ、両足のかかとを上げ、片足立ちになる。

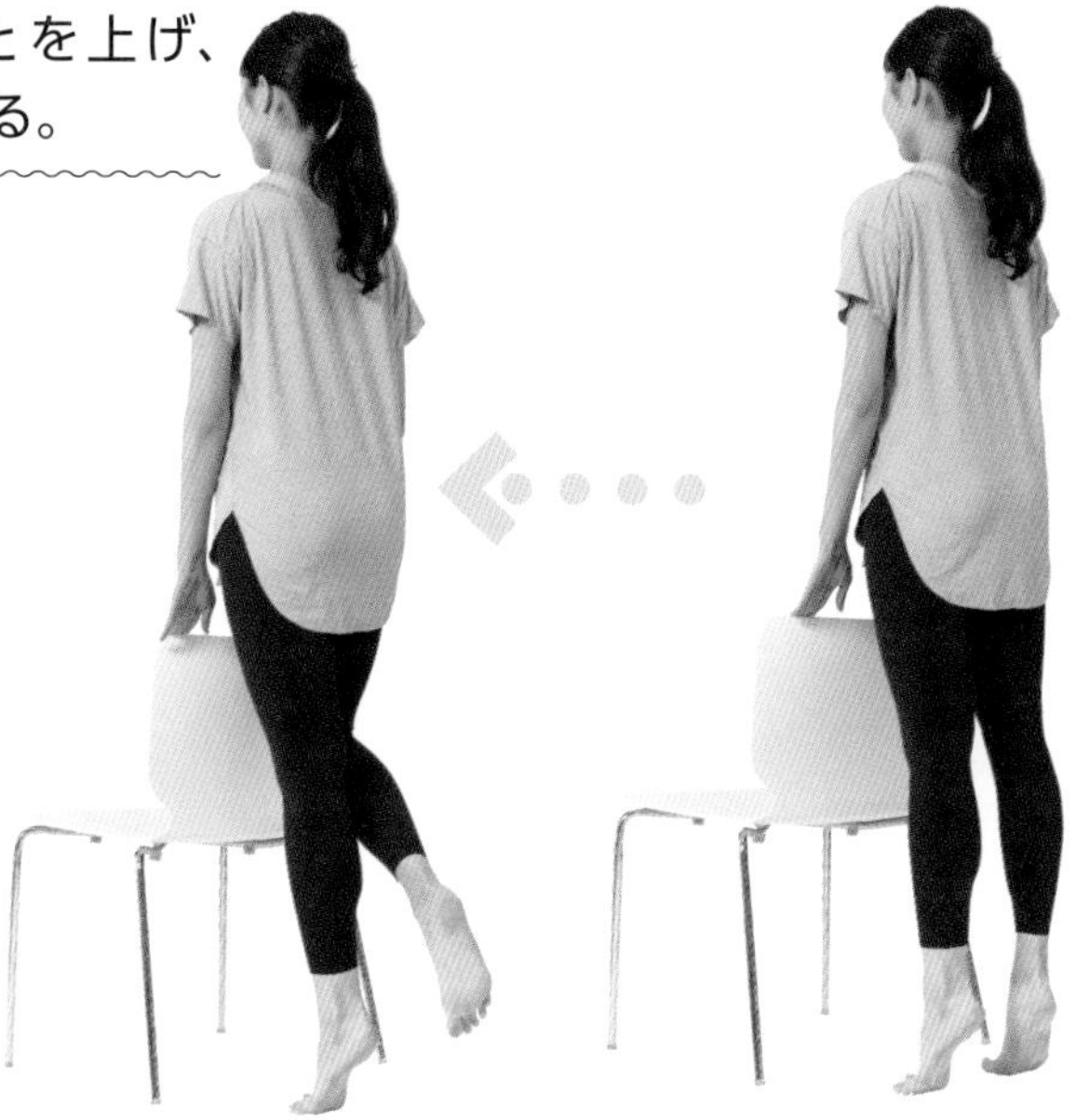

③ 3秒かけて、ゆっくりと軸足のかかとを床に下ろしていく。

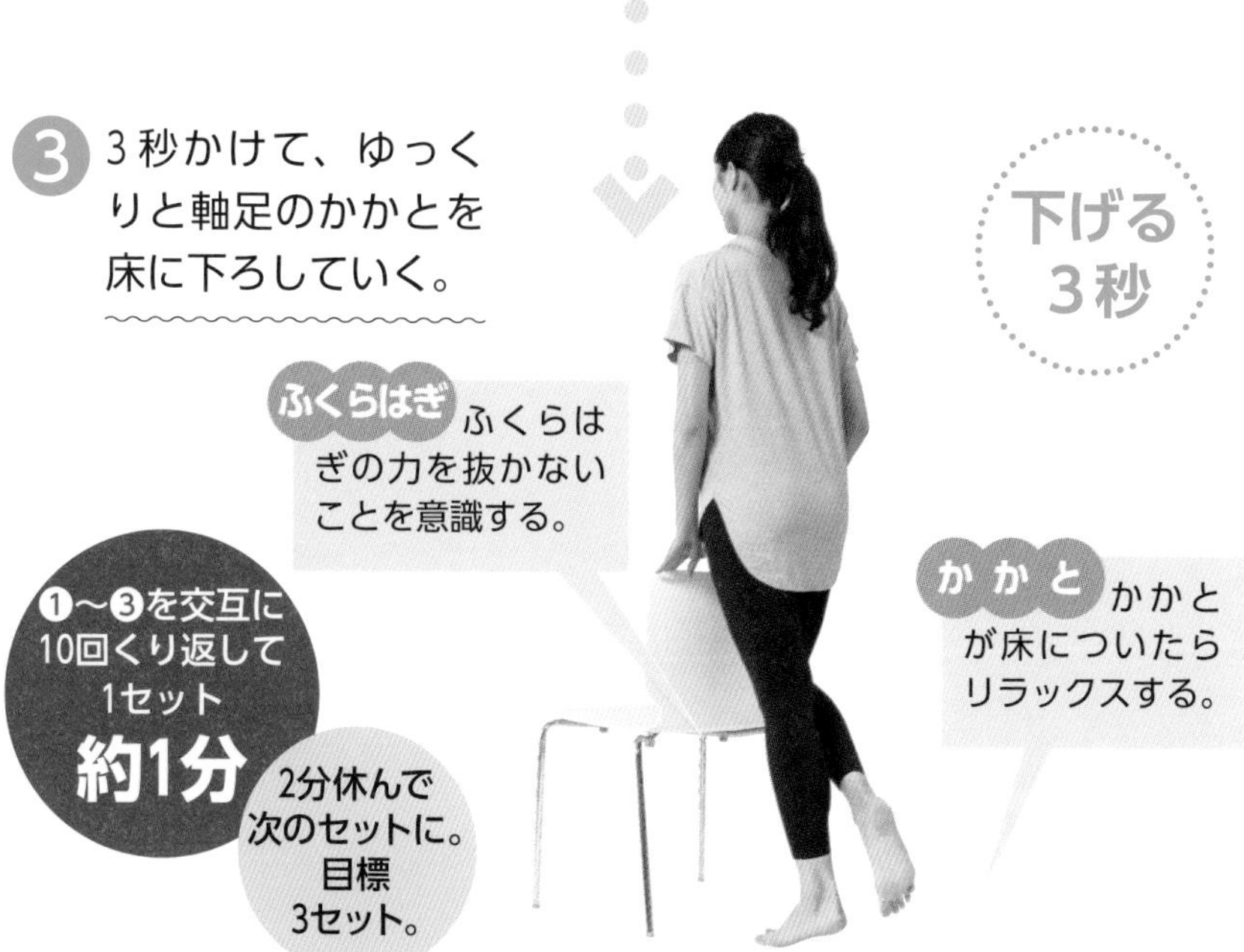
下げる
3秒
ふくらはぎ ふくらはぎの力を抜かないことを意識する。
かかと かかとが床についたらリラックスする。
❶〜❸を交互に10回くり返して1セット
約1分
2分休んで次のセットに。目標3セット。

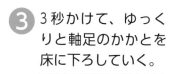

1 min

ポイントは、鍛える筋肉を意識して、動作はゆっくり

エキセントリック体操の、「3秒スロー座り」「お腹伸ばし」「かかと下げ」は自宅でできる運動なので、できれば毎日行うのが理想です。

「ウォーキング中ランジ」は、ウォーキングや散歩を日課にしている人は追加で行うといいでしょう。また、「階段スロー下り」は、階段が近くにある人は、ぜひ試していただきたいエキセントリック運動です。

最後に、エキセントリック体操の効果を高めるポイントを5つ紹介しましょう。

①鍛える筋肉を意識する

エキセントリック体操は、力が入っている筋肉を伸ばす運動です。

ストレッチを経験したことがある人はわかると思いますが、ストレッチはリラックスして力が抜けた状態で筋肉を伸ばします。それでは、筋肉を強くするための負荷は

かかりません。エキセントリック体操では、鍛えたい筋肉に力を入れ、その筋肉が少しずつ伸ばされていく状態をイメージしながら行いましょう。

「階段スロー下り」「ウォーキング中ランジ」「3秒スロー座り」は太ももの筋肉、「お腹伸ばし」はお腹の筋肉、「かかと下げ」はふくらはぎの筋肉です。

②動作はゆっくり

筋肉にエキセントリックの刺激を与えるには、ゆっくり動作することです。しかし、ゆっくりすぎるのもよくありません。

どの体操も、筋肉を伸ばしていくときは3〜5秒かけることを意識してください。「3秒スロー座り」なら、お尻を落としていくとき、「お腹伸ばし」なら、背もたれに背中を倒していくとき、「かかと下げ」なら、かかとを落としていくときです。

③息を止めない

力を入れようとすると息を止めてしまうことがありますが、動作中は息を止めないようにしましょう。小さい声で数を数えると呼吸を止めずに行えます。

息を止めると血圧が上がりやすくなるので注意しましょう。

④まず5回を目標にする

運動習慣がない人は、らくなエキセントリック体操でも10回できないかもしれません。そういう場合は、まずは5回から始めてください。慣れてきたら、少しずつ回数を増やしましょう。

ただし、**慣れてきても10回を超えないようにしてください。** 1日に1セット10回を3セットが目標ですが、物足りない場合は、回数ではなくセット数を増やすようにしましょう。

⑤痛みを我慢しない

動作中に鋭い痛みを感じることがあったら中止してください。**鋭い痛みは、体が発する危険信号**です。健康のためのトレーニングは続けることが大切です。無理をせずに、痛みがある場合は、かかりつけの医師に相談してから再開するようにしましょう。エキセントリック体操はいつでも再開できます。

第4章

1回の体操でダブルの効果

1分ダブルスクワット

筑波大学大学院教授
久野譜也

1 min

「1分ダブルスクワット」は1つの運動で2つの効果

血糖値対策として、私が考案したのが、1つのトレーニングで2つの効果を得られる「1分ダブルスクワット」です。**下半身の大きな筋肉を鍛えるスクワットというトレーニングをアレンジしたものです。**

スクワットはよく知られているトレーニングなので、一度は取り組んだことがあるという人も多いのではないでしょうか。

足を開いて立った状態から腰を下ろし、そして立ち上がる。スクワットはとてもシンプルな動作のトレーニングですが、お尻《しり》や太もも、ふくらはぎなどの筋肉を効率よく鍛えることができます。

さらに、表面的な筋肉だけではなく、体の奥のほうにある大腰筋というインナーマッスル（深層筋）も同時に強化されます。

大腰筋は背骨と大腿骨《だいたいこつ》をつなぐ筋肉で、衰えると歩幅が狭くなり、移動能力が低下するといわれています。また、背骨を支える筋肉なので、衰えると腰痛や肩こりの原因にもなります。

１分ダブルスクワットは、これらの下半身の筋肉を鍛えることに加えて、加齢とともに硬くなりがちな肩や肩甲骨まわりと股関節《こ》をやわらかくするストレッチも組み合わせています。

筋力がアップするだけではなく、ストレッチ効果によって関節の可動域が広がるため、日常生活でより大きく体を動かせるようになります。また、使わなくなっていた筋肉も動くようになります。

これにより、多くの血糖を消費できるようになるのです。

今回紹介する1分ダブルスクワットは、２種類です。

①肩や肩甲骨まわりをほぐしながら下半身を鍛える「薪《まき》割りスクワット」

②股関節をほぐしながら下半身を鍛える「四股《しこ》スクワット」

次ページから、それぞれのスクワットについて詳しく解説していきましょう。

1 min

「薪割りスクワット」は、肩や肩甲骨まわりをほぐしながら下半身を強化する

最初に紹介するのは、「薪《まき》割りスクワット」です。

この運動のポイントは、スクワット動作で腰を深く落とした状態をキープし、薪を割るように両腕を5回上下させることです。

肩や肩甲骨まわりの関節をほぐしながら、下半身の筋肉を強化するのが目的です。

肩や肩甲骨まわりは、加齢とともに硬くなります。どれくらい硬くなっているか、簡単にセルフチェックしてみましょう。

一方の手を上から、もう一方の手を下から背中側に回して、手をつなぐことができるか試してください。次に、上下の手を交換して、反対側も試してください。

両方とも手をつなげなかった人や、左右どちらかだけつなげた人は、肩や肩甲骨まわりが硬くなっている可能性が高いといえます。つなげないのは、ふだんの生活で肩

や肩甲骨まわりをあまり使わなくなっているからです。

硬くなっていることに特に気づきにくいのは、肩甲骨まわりです。スポーツ選手でもない限り、肩甲骨を意識して使うことなどないと思います。

現代の生活スタイルでは、長時間同じ姿勢でスマートフォンを使用することが多くなっています。総務省の調査によると、スマートフォンの普及率は８割を超え、場所を問わず、多くの人が長時間スマートフォンを使用しています。

それだけ肩甲骨を動かす機会が減っているということです。デスクワークが中心の仕事をしている人は、さらに肩甲骨を動かす機会が少なくなります。

肩甲骨の可動域が狭くなると、姿勢が悪くなり、上半身の血流が悪くなるといわれています。それが原因で、しつこい肩こりや、突然の四十肩・五十肩などが発生することもあります。

薪割りスクワットなら、硬くなっている上半身をほぐしながら、大きな筋肉が集中する下半身もしっかり鍛えることができます。

1 min 薪割り動作のもうひとつの狙い

薪を割る動作には、重要な狙いがもうひとつあります。それは、下半身の筋肉にしっかり負荷を与えて、血糖をどんどん消費することです。

筋肉を効率よく鍛えるには、トレーニングマシンなどを使って、鍛えたい部位に重い負荷をかけることです。

しかし、マシンを使うにはジムやトレーニング施設に行く必要があり、移動もともないます。近くに施設があればいいですが、車や電車で移動することが、トレーニングを始めるモチベーションを下げる原因になることも少なくありません。

その点、自宅でできる1分ダブルスクワットなら、移動時間は0です。しかも、好きな時間にいつでも取り組めます。

残る課題は、筋肉を効率よく鍛えるための重い負荷です。

自宅での筋トレにはダンベルなどの器具を使う方法もありますが、ケガをするリスクがあります。そうなると考えられるのは、**自分の体重（自重）を利用すること**です。

しかし、安全ですが、自重では筋肉にかける負荷が限られてしまいます。

そこで生まれたアイデアが、腰を落とした状態を一定時間キープする方法です。

しかも、気づかないまま負荷がかかっているのが理想です。というのは、ただキープするだけだと長続きしないからです。

それを実現したのが、腰を落とした状態をキープしながらの薪割り動作。

これなら、**薪割り動作を5回行っている間、下半身にしっかりと負荷をかけること**ができます。

通常のスクワットで同じ効果を上げるには、回数を増やしたり、セット数を増やしたりしますが、動作が単調で飽きやすいのが難点です。血糖値をコントロールするために大切なのは、筋トレを続けることです。動作に変化のある薪割りスクワットであれば、楽しみながら続けることができると思います。

1 min

「四股スクワット」は、股関節をほぐしながら下半身を強化する

次に紹介するのは、「四股《しこ》スクワット」です。

四股とは、相撲の動作のひとつです。この四股をスクワットに取り入れ、股関節の柔軟性を高めながら、下半身の筋力強化を目指します。

肩や肩甲骨まわりと同じように、股関節も加齢とともに硬くなりやすい部位です。股関節の硬さも、セルフチェックしてみましょう。

みなさんは、足を広げてどこまで腰を下ろすことができますか？　その姿勢を10秒間保持することができますか？

両手はひざの上に置いてもかまいません。太ももが床と平行になるくらいまで腰を下ろせなかったり、数秒しか姿勢をキープできなかったりした人は、股関節が硬くなっ

ている可能性があります。

硬くなる原因は、やはり使わないことです。股関節は歩いたり、座ったり、立ったりする動作でよく使っているように思いますが、使っているのは前後の動きだけ。

股関節は、太ももの骨（大腿骨《だいたい》）の球状の先端が骨盤にスッポリとはまる形をしていて、前後だけでなく、左右にも、内側に回すことも、外側に回すこともできる、自在に動けるのが特徴の関節です。

しかし、硬くなると足を横に開く動作だけでなく、上体を倒す、反る、ひねるといった動作にも制限が出てくるようになります。

高齢者の場合、股関節が硬くなると、どんどん歩幅が狭くなり、バランスを崩しやすくなって、転倒のリスクが高くなります。転倒して骨折すると、それが寝たきりにつながることもあります。

健康リスクを軽減する意味でも、股関節をやわらかい状態で維持することは、とても重要なことなのです。

1 min

片足動作で血糖を消費しながら、バランス能力を強化する

四股《しこ》スクワットにも、血糖をより消費するために負荷を高める動作があります。相撲を見たことがある人はわかると思いますが、四股は、片方の足を高く持ち上げてから地面にしっかりと足をつけて踏み込む動作です。四股スクワットも、同じように、片方の足を上げてから足を地面につけて踏み込みます。

この**片方の足を上げる動作が、負荷を高めるポイント**です。

なぜなら、片方の足を上げると、自動的に、もう片方の足で体を支えることになるからです。それだけ大きな負荷がかかるということです。両足で支えるときと比べると、負荷は2倍です。

ゆっくりした動作で時間をかければかけるほど、さらに下半身の筋肉にかかる負荷は大きくなります。

片足動作には、もうひとつの狙いもあります。

それは、バランス能力を強化することです。

バランス能力は、股関節《こ》をやわらかく維持することに加えて、日常生活を快適に送るために欠かせない要素です。実際、100歳を超えても元気な高齢者に、「開眼片足立ち」というバランス能力を測るテストをすると、若い人たちと比べてもほとんど変わらない結果になります。

それだけバランス能力は、元気に長生きするために必要だということです。

このバランス能力を強化することで、リスクを軽減できるのが転倒です。

高齢者にとっての転倒は、寝たきりにつながる可能性があるアクシデントです。転倒の原因といわれるのは、主に老眼、バランス能力の低下、そして筋力の低下。要するに、四股スクワットを継続的に行えば、老眼を除く2つの転倒原因を予防できることになります。

1つの運動で2つの効果を得られる薪割りスクワットと四股スクワットは、血糖値だけでなく、「元気に長生き」するためにも効く筋トレなのです。

薪割りスクワット

1SET 1分

効果 腰を落としたまま薪割り動作をすることで、肩甲骨や肩まわりをほぐしながら、下半身を強化できる。

1 まっすぐに立ち、両腕を前に伸ばして手のひらを合わせる。

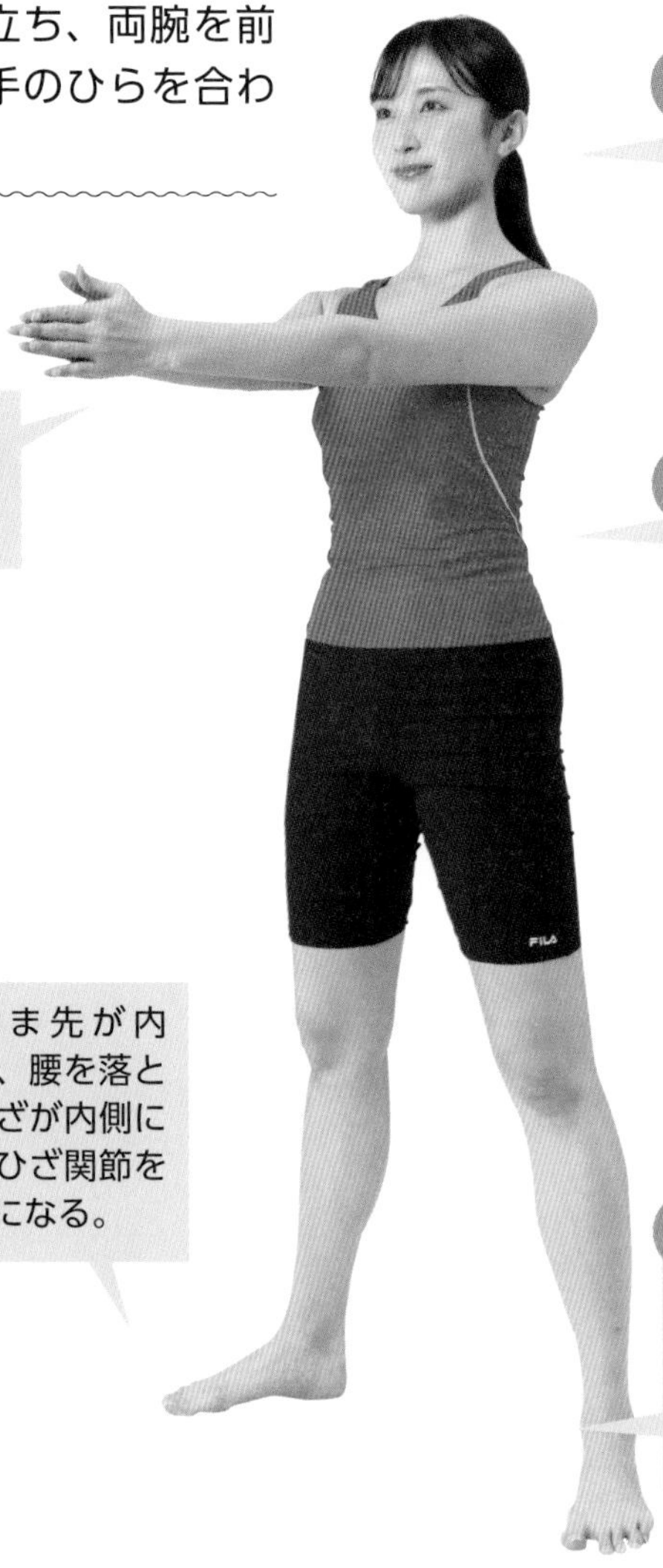

顔 顔は正面に向ける。

手 手のひらはぴったり合わせなくてもOK。

背 背すじは伸ばす。

つま先 つま先が内側に向くと、腰を落とすときにひざが内側に入るため、ひざ関節を痛める原因になる。

足 腰を落としたときにバランスが崩れないように、意識して足幅は広めに。

② お尻を後ろに突き出すように、太ももが床と平行になるくらいまで、３秒かけて、ゆっくり腰を落とす。

下げる
3秒

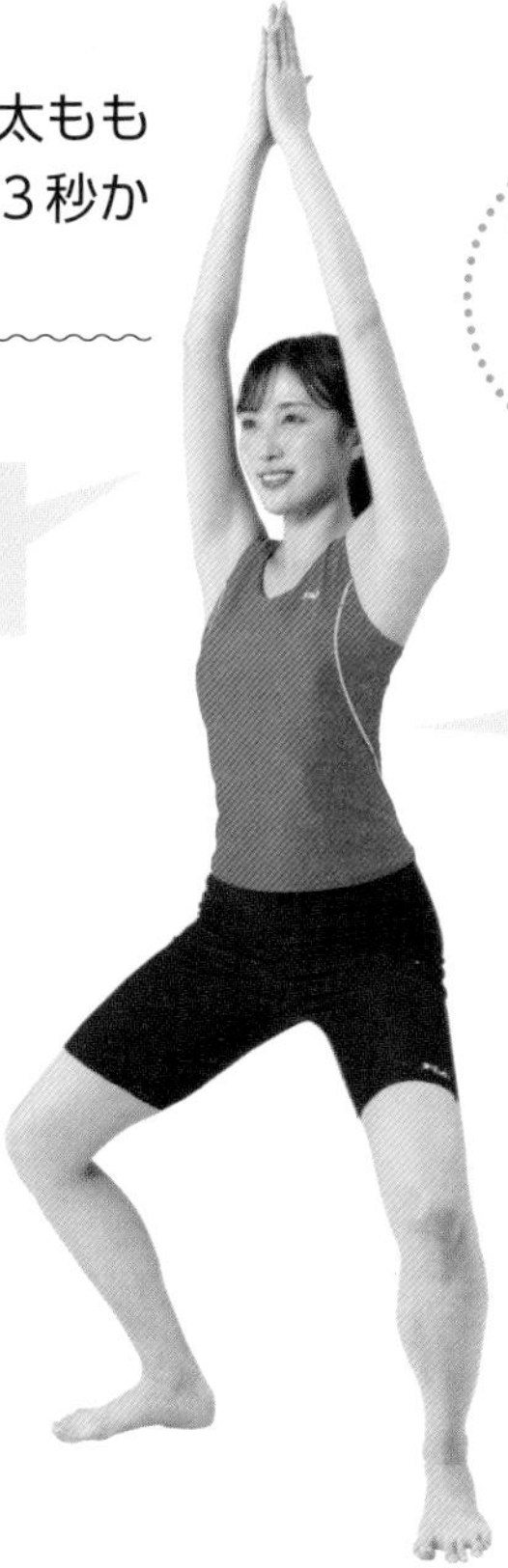

顔 顔は正面を向いたまま。

背 腰を落としていくときに背中が丸まらないように。

×

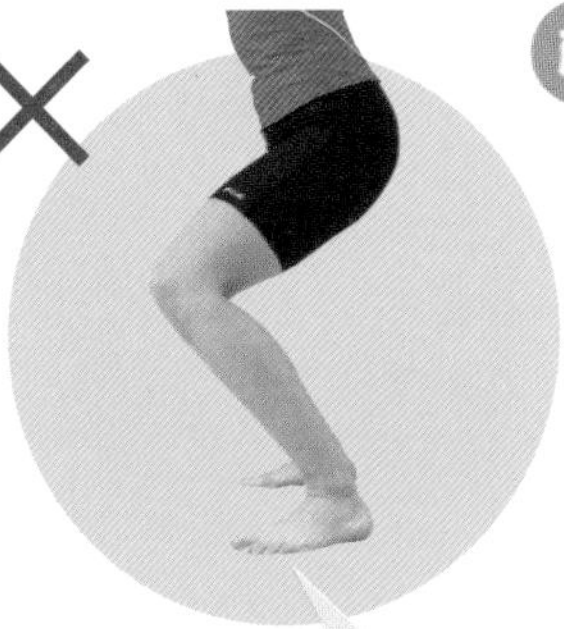

腰を落としていくときに、ひざがつま先より前に出ないように。ひざ関節を痛める原因になる。

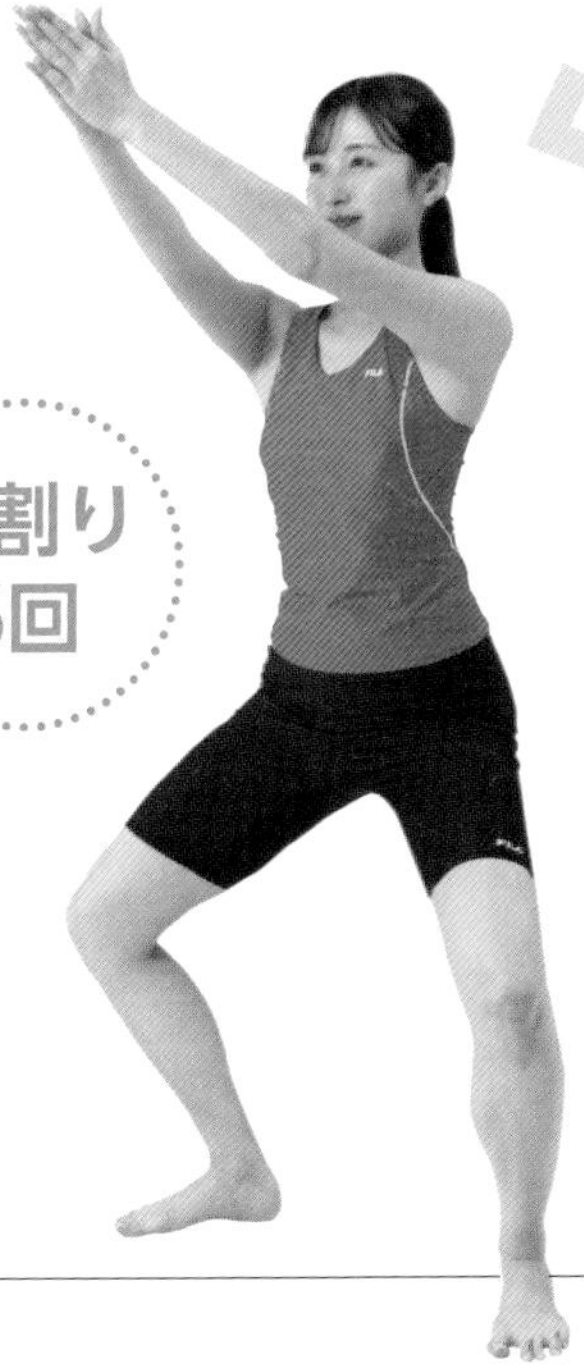

③ 腰を落としたまま薪割り動作を５回くり返したら、３秒かけて、ゆっくり立ち上がる。

薪割り
5回

❶～❸を5回
くり返して
１セット
約１分

2分休んで
次のセットに。
目標
3セット。

四股スクワット

1SET 1分

効果 **四股を踏んでから、さらに腰を沈めることで、股関節をほぐしながら、下半身を強化できる。**

① 足を広めに開いて、まっすぐに立つ。

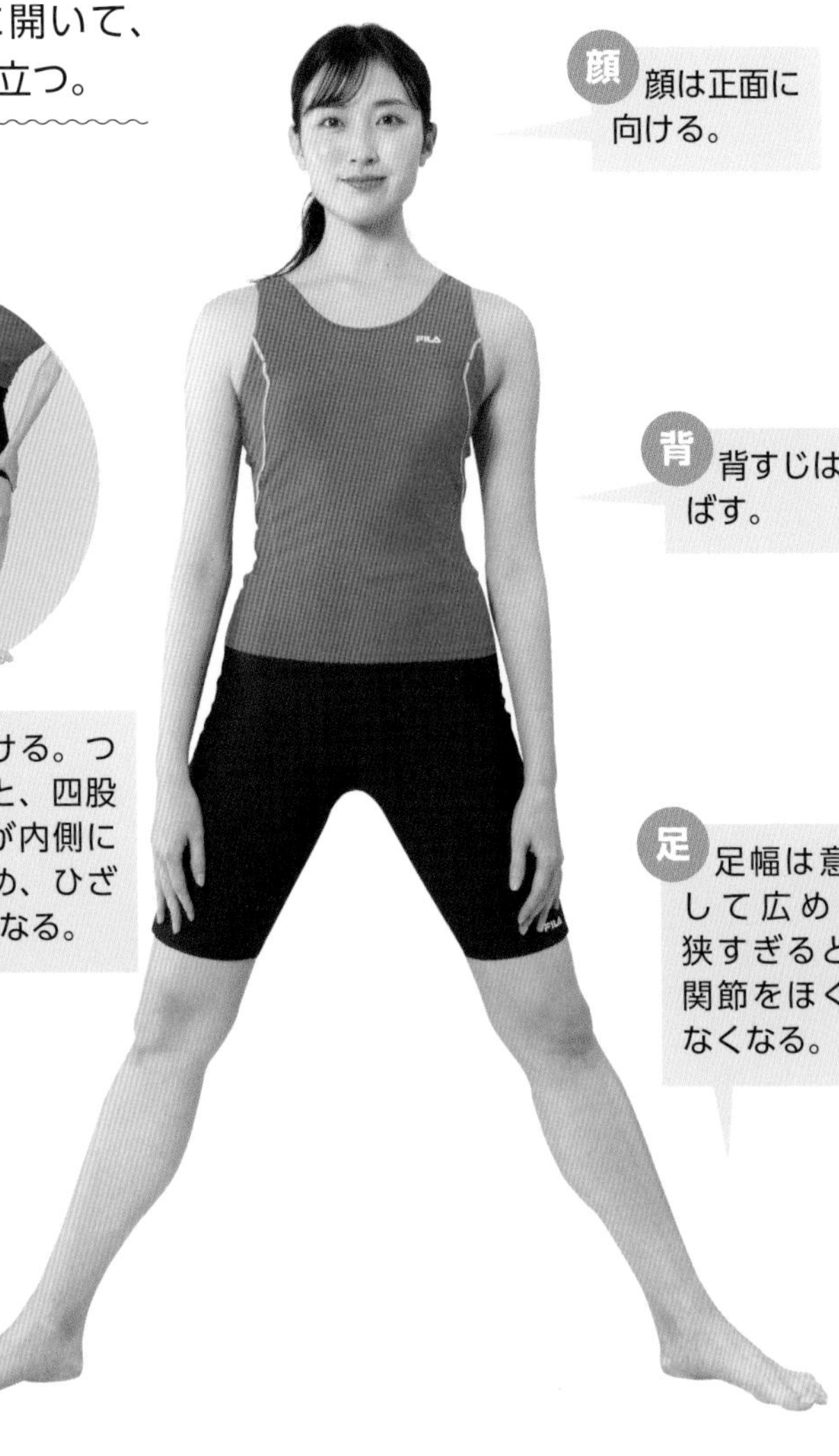

✕

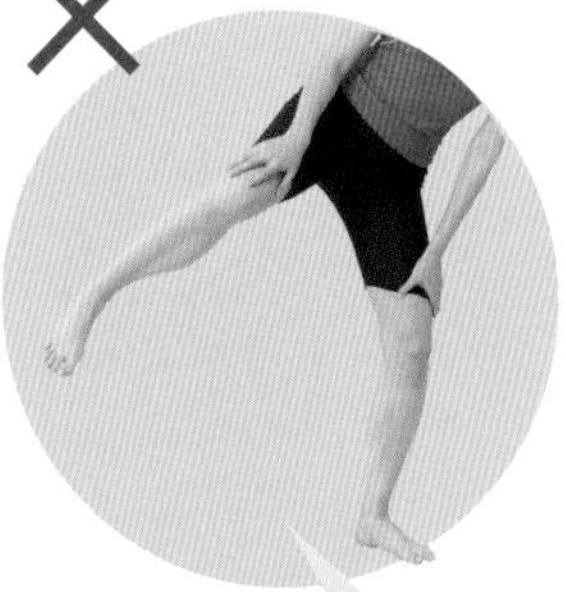

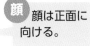

つま先は外側に向ける。つま先が内側に向くと、四股を踏むときにひざが内側に入りやすくなるため、ひざ関節を痛める原因になる。

顔 顔は正面に向ける。

背 背すじは伸ばす。

足 足幅は意識して広めに。狭すぎると股関節をほぐせなくなる。

② 両手を両太ももの上に置いて、軽く腰を落とし、ゆっくり右足を上げる。

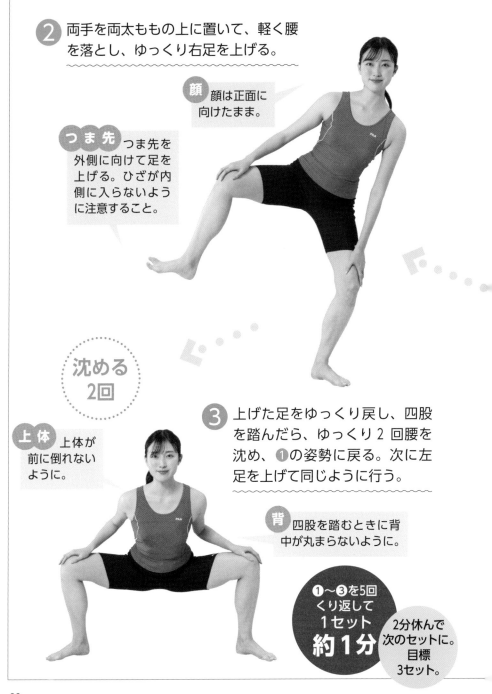

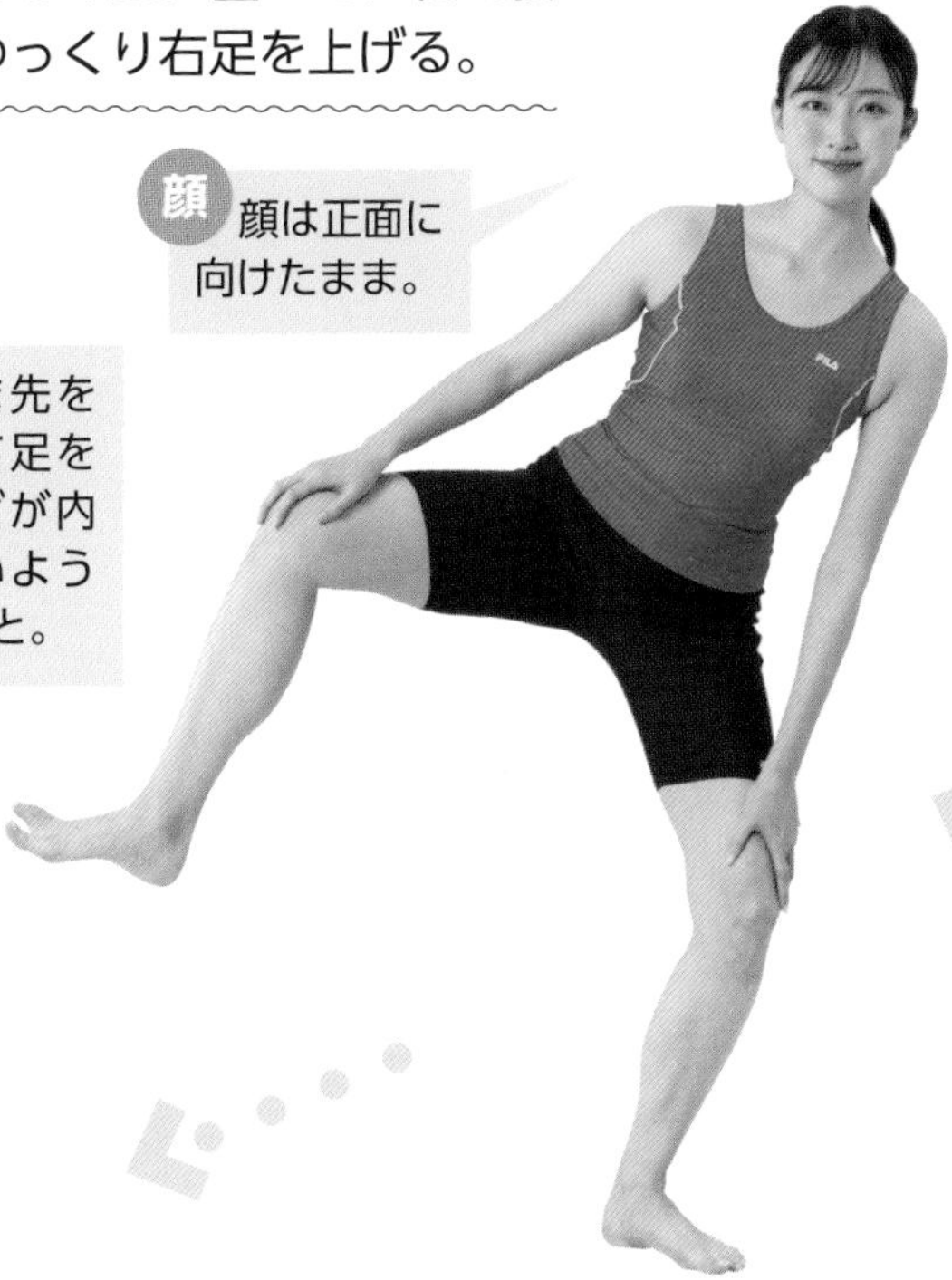

顔 顔は正面に向けたまま。

つま先 つま先を外側に向けて足を上げる。ひざが内側に入らないように注意すること。

沈める2回

③ 上げた足をゆっくり戻し、四股を踏んだら、ゆっくり２回腰を沈め、❶の姿勢に戻る。次に左足を上げて同じように行う。

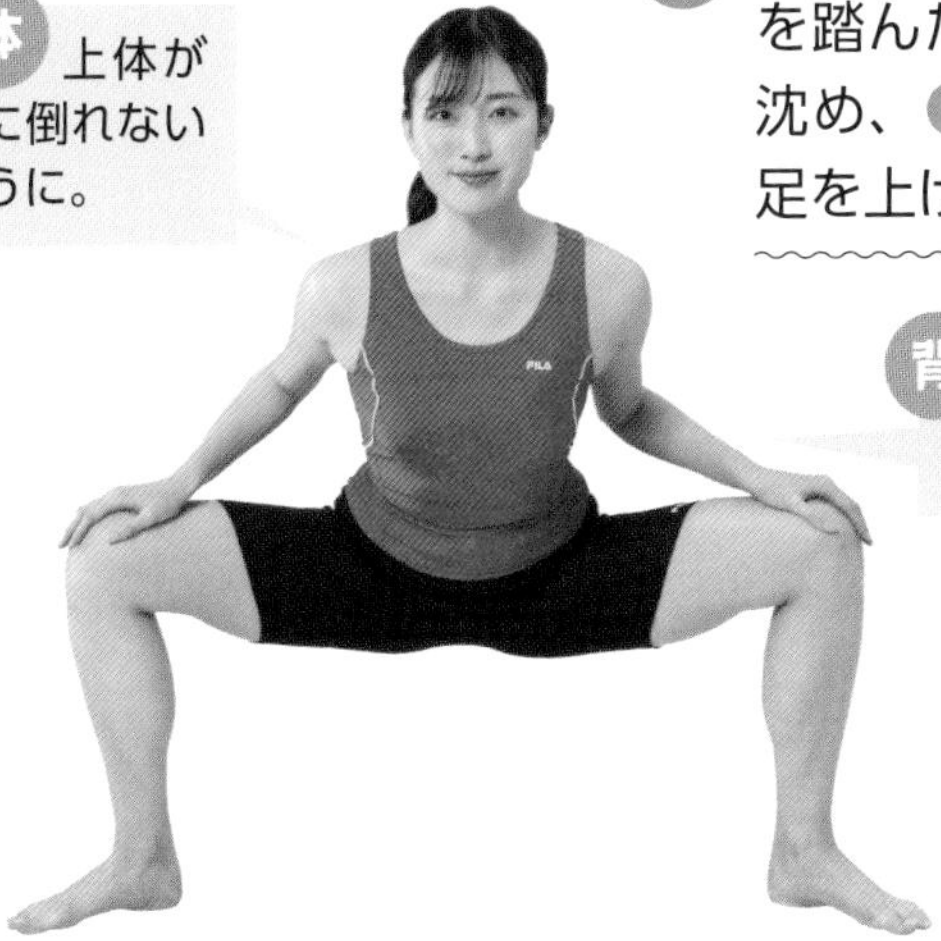

上体 上体が前に倒れないように。

背 四股を踏むときに背中が丸まらないように。

❶〜❸を5回くり返して1セット
約1分

2分休んで次のセットに。目標3セット。

1分ダブルスクワットの効果を高める3つのルール

1分ダブルスクワットの効果を高めるために、守っていただきたいルールが3つあります。

①自然な呼吸で動作する
②力を入れる場所を意識する
③動作はゆっくり行う

まず、1分ダブルスクワットを安全に行うために、自然な呼吸で動作を続けるようにしてください。

スクワットの動作では、腰を下ろしたり、立ち上がったりするときに息を止めがちです。息を止めると力は入りやすくなりますが、血圧が上昇するリスクがあります。高齢者の場合、血圧の上昇による事故が多いので注意しましょう。

以前、運動中の血圧を測ったことがあります。

同じメニューの筋トレで、息を止めて動作した場合と自然な呼吸で動作した場合の血圧を比較すると、自然な呼吸のほうが血圧上昇を約40％抑えられることがわかりました。

自然な呼吸での筋トレは、事故のリスクを大きく軽減できるのです。

次に、薪《まき》割りスクワットでも、四股《しこ》スクワットでも、力を入れる場所を意識することです。下半身にしっかり負荷をかけるには、腰を落としたときに骨盤の両端に力が入るように意識しましょう。ここに力が入れば、下半身をしっかり鍛えられます。

最後のルールは、ゆっくり動作することです。

1分ダブルスクワットの負荷は自分の体重です。限られた負荷を最大限にするには、ゆっくりとした動作で鍛えたい場所にしっかり負荷をかけることです。効果を高めようとしてスピードを上げたり、回数を増やしたりしても、負荷がかからなければ効果は期待できません。それどころか、ケガをするリスクがあります。

1 min

2種類の1分ダブルスクワットを週3〜5日で、1カ月後に効果が現れる

気になる血糖値を改善するには、まずは1分ダブルスクワットを始めることです。一般的に筋トレの効果は2週間後から現れるといわれますが、遅くとも1カ月後には現れてくるはずです。

どれくらいやればいいかというと、**1日に薪割りスクワット、四股スクワットの2種類をそれぞれ3セットずつ。**1セットが約1分で終わる筋トレですから、セット間の休憩を入れて2種類続けても、20分以内で終わります。もちろん、2種類を続けて行わなくてもかまいません。

また、1セット5回ですが、無理な場合は回数を少なくしてもかまいません。それよりも、3つのルールを守ることを意識してください。

1分ダブルスクワットは安全なトレーニングですが、万一、動作中に痛みを感じたり、違和感があったりしたときは即座に中止し、医師に相談してください。

1 min

1分ダブルスクワットの効果に感謝の声

最後に、1分ダブルスクワットを実践された方々の声を少しだけ紹介しましょう。みなさん70代以上の方々ですが、しっかり効果が現れています。

T・Mさん（81歳女性） ヘモグロビンA1c　8・0％→5・8％

いつも腰が痛くて運動をあきらめていましたが、先生に励まされておそるおそる1分ダブルスクワットを始めてみました。慣れてくると、意外に回数をこなせるものですね。体を動かせる自分がうれしくて、すごく前向きになりました。

R・Iさん（78歳男性） 空腹時血糖値　215mg→98mg

血糖値が200mgを超えていたので薬を服用していましたが、1分ダブルスクワットのおかげで、ようやく薬を手放すことができました。これなら、大好きだった山登りを再開できそうです。

A・Gさん（78歳男性）　空腹時血糖値　172㎎→95㎎

筋肉が元気になると血糖値って本当に下がるんですね。それまでなかなか下がらなかった血糖値が、1分ダブルスクワットで下がったのにびっくりです。私の場合は、ヘモグロビンA1cも7・2％から5・9％にまで改善しました。

K・Kさん（78歳女性）　空腹時血糖値　180㎎→110㎎

私は、1分ダブルスクワットで血糖値だけでなく、血圧も大幅に改善しました。上が164㎜Hgから110㎜Hgへ、下が121㎜Hgから98㎜Hgへ。健康に自信ができたので、旅行に行くのが楽しみになってきました。

筋トレは、続ければ続けるほど効果が現れるものです。1分ダブルスクワットも、1カ月後には効果を実感できるはずです。

第5章

1分体操で血糖値をみるみる下げて健康寿命を延ばそう!

筑波大学大学院教授
久野譜也

1 min 元気に長生きしたいなら移動能力の維持は必須

みなさんは、「健康寿命」をご存じですか？

健康寿命とは、健康上の問題で日常生活が制限されることなく生活できる期間のことをいいます。介護が必要なく、自立して生活できる期間ということです。

日本人の平均寿命は、2019年のデータによると男性は81・41歳、女性は87・45歳です。ところが健康寿命は、男性が約73歳、女性が約75歳と、平均寿命と比べると男性で約9年、女性で約12年短くなります。

世界の長寿国といわれる日本ですが、人生の後半は、介護のサポートを受けながら過ごす期間が約10年もあるのです。

人生100年といわれても、最後まで元気でなければ楽しくありません。誰もがそう願っていると思います。

そのために必要なのが、いつでも自分の思い通りに動ける「移動能力」です。**移動能力が衰えると、元気なときには当たり前のようにできていた家の中を歩き回ることも、好きな場所へ行くことも簡単ではなくなります。**

移動能力の衰えは、歩く速度で判断できます。

歩く速度は、「ピッチ（足を運ぶペース）×ストライド（歩幅）」で決まります。ピッチは生まれつきの影響が大きく、年齢を重ねてもあまり変わりませんが、歩幅は加齢とともに狭くなります。

主な原因は、筋力の低下です。歩く動作に関わる筋肉は、太もも、すね、ふくらはぎ、お尻の筋肉、背中を支える大腰筋。つまり、**１分体操でターゲットになる筋肉が移動能力に影響を与えるということです。**

実は、１分体操は血糖値を下げるだけでなく、人生１００年を最後まで元気に生きるための体づくりでもあるのです。移動能力を維持できれば、自ずと健康寿命を延ばすことも可能になります。

日本人の平均寿命と健康寿命の推移

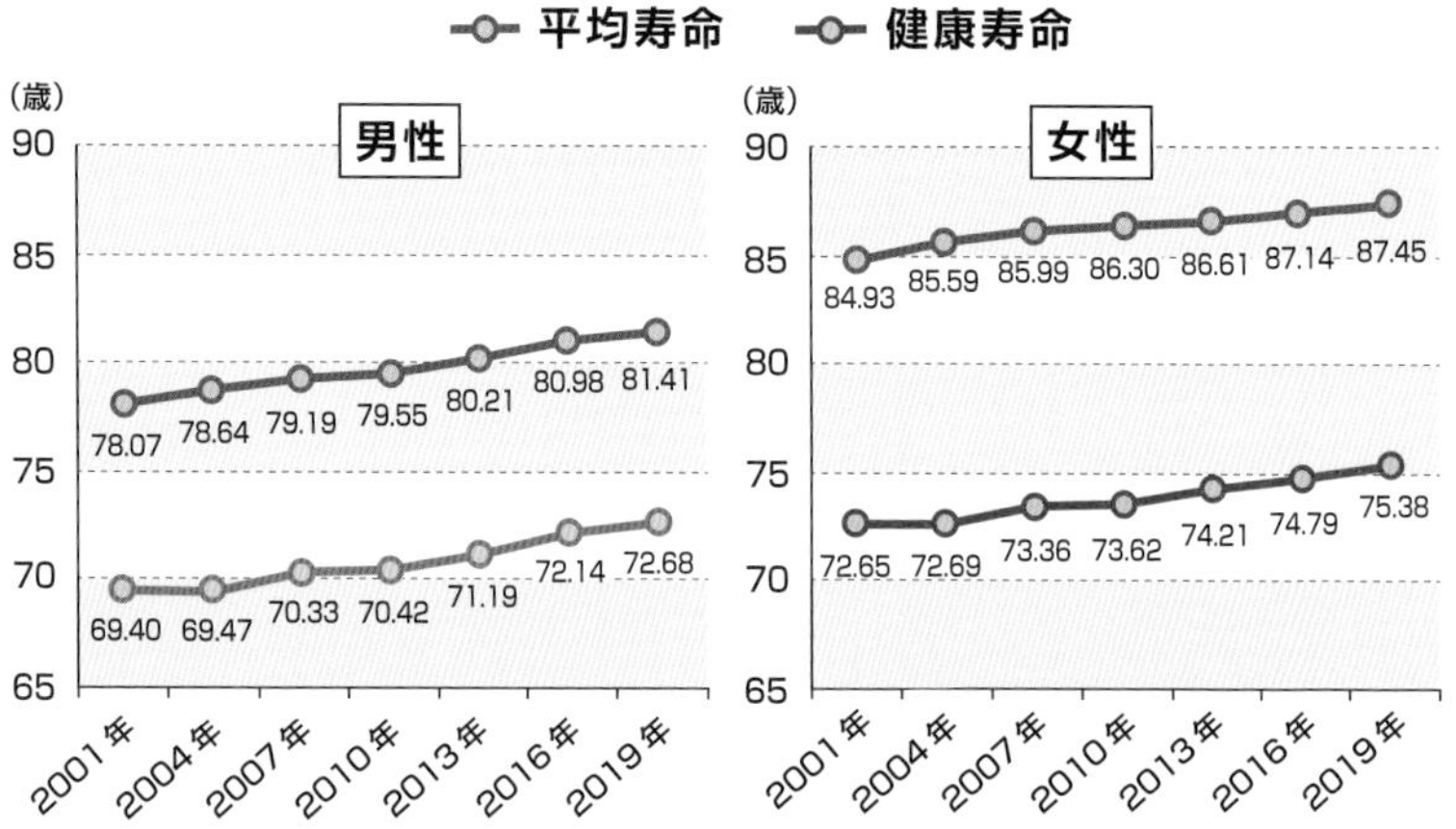

※厚生労働省「健康寿命の令和元年値について」

※2019 年の平均寿命は男性が 81.41 歳、女性が 87.45 歳で、
健康寿命との差は男性が 8.73 歳、女性が 12.07 歳。

年齢別歩行速度の平均値

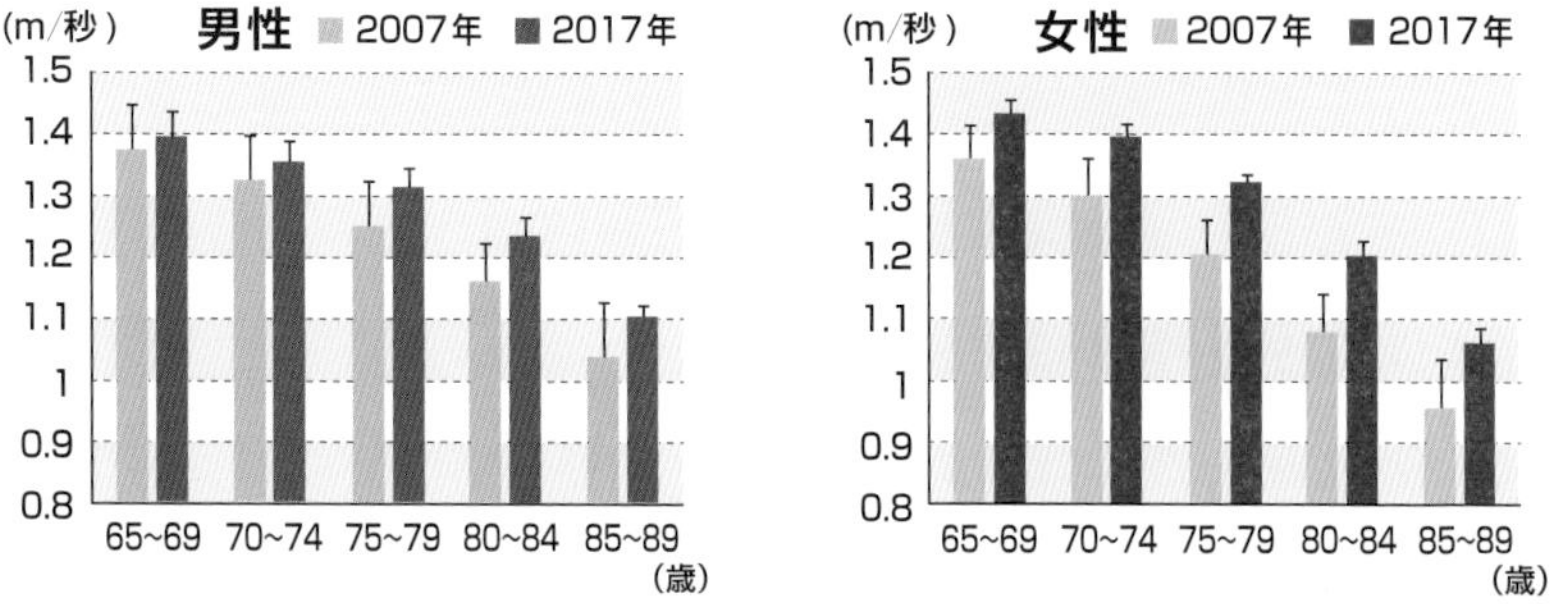

※国立長寿医療研究センター「老化疫学研究部」調査

※2007 年と比較して 2017 年では、男女ともに歩行速度が速くなってきている。

1 min

筋肉は、いくつになっても筋トレでよみがえる

１分体操を続けると移動能力を維持できるのは、**筋肉にはいくつになっても鍛えると太くなるという特性があるからです。**

私たちの筋肉は、大きく2種類の筋肉に分けられます。
①スピードや瞬発力にすぐれている白っぽい筋肉（速筋線維）
②持久力にすぐれている赤っぽい筋肉（遅筋線維）

そして、いずれの筋肉も、20～30代をピークに、加齢とともに少しずつ減少していきます。特に、**怖いほど衰えるのが速筋です。**

速筋の割合が多い、大腿四頭筋《だいたい》（太ももの前側にある筋肉）、ハムストリングス（太ももの裏側の筋肉）といった大きい筋肉は、運動する習慣がない人は、びっくりするほど衰えます。

年をとってやせて見える人は、ダイエットも考えられますが、筋肉の衰えが原因の可能性もあるのです。

しかし、筋肉はいくつになっても鍛えれば強くなります。

以前、私が指導したシニアの方に97歳の女性がいました。お会いした頃は、杖《つえ》をついてなんとか歩ける状態でしたが、筋トレを始めると、なんと3カ月後には小走りできるまでに回復しました。

数年前に亡くなった私の祖母は、70代半ばから筋トレを始めて、98歳のときは家族のサポートなしで台湾旅行へ出かけていました。

太くて強い筋肉を維持するには、速筋を鍛えることです。

それを可能にするのが、大きな筋肉をターゲットにする1分体操です。

逆に、**ウォーキングやジョギングなどの有酸素運動では、速筋の衰えを止めることはできません。**有酸素運動は主に遅筋を鍛える運動のため、毎日2時間歩いたとしても、残念ながら衰えた速筋をよみがえらせることはできないのです。

1 min

血糖値を下げたいなら食後、筋肉を太くしたいなら食前

よくこんな質問を受けることがあります。

「筋トレ効果を高める時間帯を教えていただけませんか？」


血糖値を下げて安定させたいなら食後です。

食後は、誰でも血糖があふれている状態です。運動して血糖を消費すると血糖値は下がります。

とくに血糖値が高めの人は、健康な人と比べると食後に血糖値が急上昇しやすいので、食後30分くらいに1分体操をするといいでしょう。


食後高血糖は、空腹時血糖値やヘモグロビンA1cといった一般的な健康診断の数値ではわからない血糖値の異常です。血糖値スパイクといわれる、食後の血糖の急上

昇と急降下をくり返していると血管を傷つけることになり、心血管疾患《しっかん》につながるリスクがあります。

高めの血糖値の人は、まずは食後を習慣にしてください。


血糖値が安定してきたら、食前がおすすめです。

というのは、**食事で摂ったたんぱく質を効率よく筋肉づくりに使えるから**です。

筋肉をつくる材料でもあるたんぱく質は、体のほかの臓器づくりにも欠かせない成分です。そのため、体の中では、たんぱく質の奪い合いが行われています。

しかし、筋トレ後30分以内に摂ったたんぱく質は、筋肉づくりに優先的に使われるといわれています。**1分体操を行ってから肉や魚、乳製品など、たんぱく質が含まれる食品を食べると、どんどん筋肉が太く強くなる**ということです。


目的別にベストのタイミングはありますが、気をつけてほしいのは、1分体操を行うタイミングにこだわりすぎないことです。

1分体操は、いつ行っても、継続できれば効果を得られます。

タイミングを外したからといって、がっくりくることはまったくありません。たとえば、朝食後にやろうと決めていても、別のスケジュールが入ってできなくなるのはよくあることです。始めようとしたら電話がかかってきたとか、お客さんが来たとかといったこともあるでしょう。

1分体操は3セット行っても5分くらいで終わります。数種類の1分体操を続けて行っても、30分以内で終わると思います。それくらいの時間なら、1日のどこかで見つけられるはずです。

朝食後でも、お昼休みでも、夕方でも、夕食後でも、ちょっと余裕があるときに体を動かす。そのくらいの感覚で始めるほうが長続きするものです。

もちろん、毎日同じ時間に行うほうが習慣化につながりますが、あまりこだわりすぎないようにしてください。

本書で紹介している1分体操は、どれも続けることで効果を得られる筋トレです。続けなければ、血糖値が安定することも、元気な体を維持することもできません。

1min

1分体操で脂肪を燃焼しやすい体をつくる

1分体操は、血糖値の安定以外にも、さまざまな健康効果を得られます。

たとえば、**肥満解消**につながります。

太ってしまうのは、摂取したエネルギーが消費エネルギーを上回ることで、余ったエネルギーが脂肪として体内に蓄積されるからです。

世の中にはいろいろなダイエット法が提案されていますが、大きく分けると、エネルギーの摂取量を減らすか、消費量を増やすか。

摂取量を減らす方法の代表が糖質制限やカロリー制限などで、消費量を増やす方法の代表は有酸素運動でしょう。

1分体操は、エネルギーの消費量を増やす方法です。

なぜなら、エネルギーを消費する最大の器官である筋肉の量が増えれば、それだけたくさんのエネルギーを使うからです。

また、筋肉量が増えると基礎代謝が上がるのも大きなポイントです。基礎代謝が増えると、体を動かしていないときのエネルギーの消費量が増加します。

それでは、**有酸素運動と1分体操、どちらが肥満解消におすすめかと聞かれると、もちろん1分体操です。**

その違いは、クルマにたとえるとわかりやすいかもしれません。

有酸素運動でつくる体は、省エネタイプのクルマです。一方、1分体操でつくる体は、大きな排気量のクルマです。ムダにガソリンを使わない省エネタイプのほうがイメージはいいですが、ガソリンを血糖と考えるとイメージは逆転します。

同じ距離を走るなら、血糖をがんがん消費してくれるほうが、余ったエネルギーが脂肪として蓄積されなくなるからです。

有酸素運動で脂肪が燃焼されるのは事実ですが、その前に、燃焼しやすい体をつくることを優先してみてはいかがでしょうか。

1min 1分体操で骨の老化を防ぎ、寝たきり回避

1分体操は、寝たきり回避にもつながります。

なぜなら、**加齢とともに衰える下半身を強化することで、転倒・骨折のリスクを軽減できる**ようになるからです。

介護が必要になる原因は、令和3年版の高齢社会白書によると、1位認知症、2位脳卒中、3位高齢による衰弱、そして4番目にくるのが転倒による骨折です。

高齢者が転倒する場所で多いのは、家の中です。

わずかな段差につまずいたり、バランスを崩したりして、ちょっとしたことで転倒するようになります。そして、健康な人には想像できないと思いますが、実に簡単に骨折してしまいます。

高齢者の転倒による骨折が怖いのは、その瞬間から入院生活が始まり、そのまま寝

たきりになる可能性があるからです。

高齢者が転倒すると簡単に骨折するのは、骨の老化が大きな原因です。骨も筋肉と同じように加齢とともに衰えます。特に女性の場合は、閉経とともに女性ホルモンの分泌《ぶんぴつ》量が減り、その老化スピードが加速します。骨がもろくなる骨粗しょう症が女性の病気といわれる理由です。

丈夫な骨を維持するには、骨に刺激を与えることです。

そのために必要なのが、太い筋肉です。骨に付着している筋肉の量が増えると、体を動かすたびに骨にストレスがかかることで骨の強化につながります。**１分体操で筋肉を鍛えておけば、骨密度の低下をゆるやかにすることは可能**なのです。

また、そもそも転ばなければ骨折することはありません。転倒しないためにも、やはり下半身を強化したり、バランス力を維持したりしておくことが大切です。筋肉が太ければ、仮に転倒したとしても、筋肉が骨を守ってくれることもあります。

年齢にともなう骨量の変化（概念図）

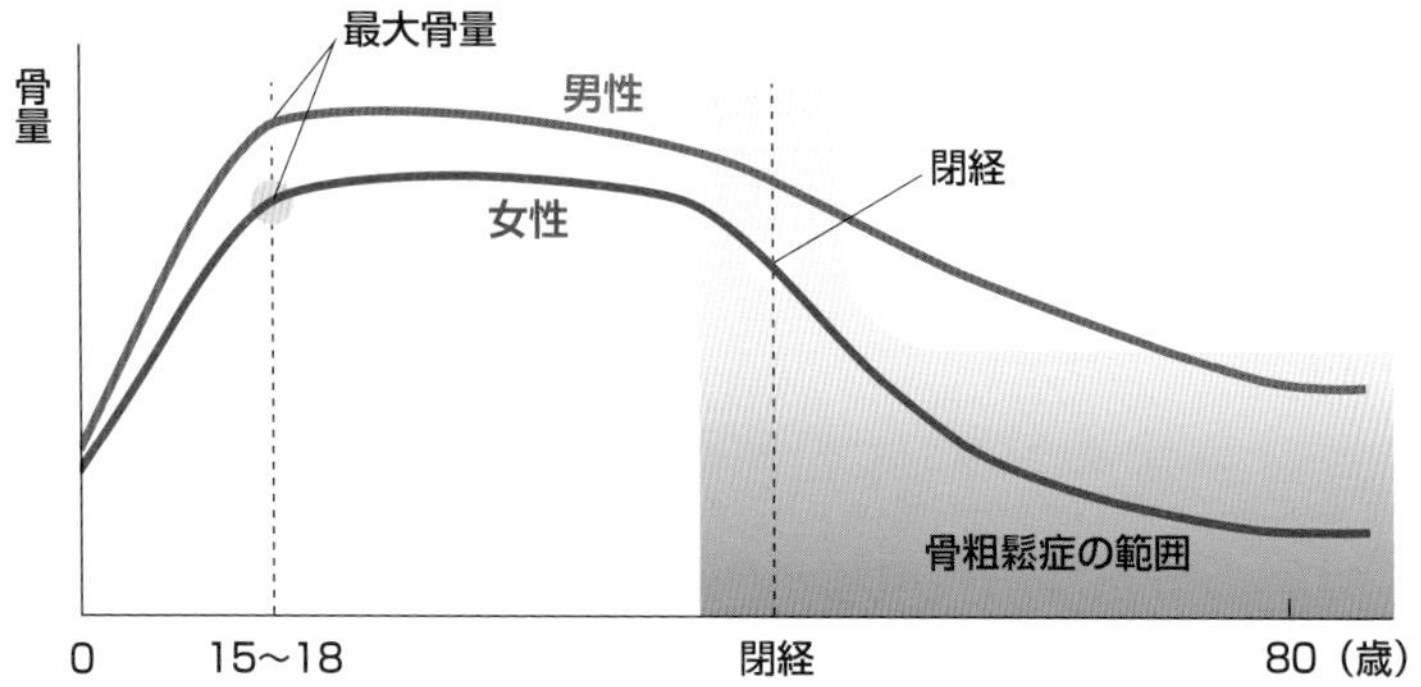

※公益財団法人骨粗鬆症財団「年齢と閉経に伴う骨量の変化（概念図）」より作成

骨量のピークは男女ともに 10 代後半。女性は閉経を起点に急激に減少する。

介護が必要になった原因

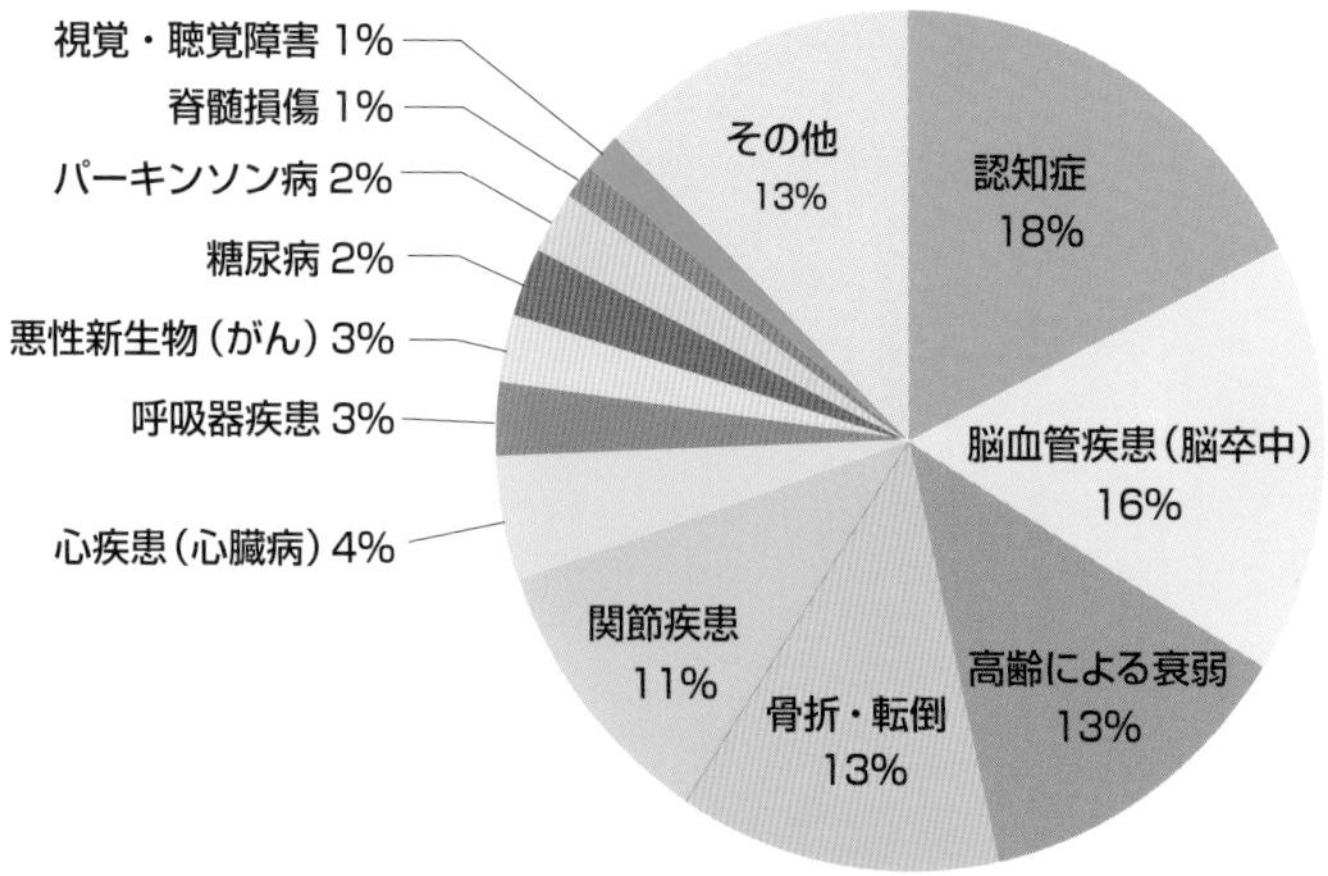

※厚生労働省「2019 年　国民生活基礎調査」より作成

「骨折・転倒」は要介護、寝たきりになる原因の第 4 位。女性に限定すると、認知症に次いで 2 番目に多い原因となる。

1 min

1分体操での動ける体づくりが認知症を予防する

1分体操は、認知症予防にもつながります。認知症と運動との関係が少しずつわかってきているからです。

たとえば、筑波大学の研究では、ウォーキングなどの中強度の運動を10分間行うだけで、**脳の認知機能が向上する**ことが報告されています。

また、筋肉が脳の運動野でコントロールされているという以前の考え方とは異なり、筋肉活動が脳によい影響を与えることもわかってきました。**運動をすることで記憶を司る脳の海馬《かいば》の働きが活性化され、記憶力が向上する**といわれます。さらに、筋肉から分泌《ぶんぴつ》されるイリシンという物質が脳によい作用をもたらすことも明らかになっています。

ただし、認知症予防に関しては、1分体操だけというわけにはいきません。

認知症予防の運動プログラムでは、ウォーキングなどの有酸素運動が中心だからです。また、筋肉をまんべんなく刺激する点でも、有酸素運動を行うことに意味があります。

先ほど述べたように、1分体操は速筋がメインの運動で、有酸素運動は遅筋がメインの運動です。一般の人の速筋と遅筋の割合は半々くらいなので、両方の運動をしたほうが、脳とのやりとりが増えて刺激が多くなると考えられるからです。

1分体操が認知症予防になるのは、移動能力を維持することで行動範囲が広がり、人とのコミュニケーションが増えて脳への刺激が多くなるからでもあります。

新型コロナウイルスで外出自粛を求められていた頃、高齢の方々の認知機能が低下することが問題視されていました。当初は運動不足といわれていましたが、調べてみると、原因は会話不足でした。

外出して、誰かと会話をすることは、認知症予防にはとても大切な日常なのです。

そのためにも、1分体操で筋肉を強化する、または維持する、衰えてしまっている人は自分で移動できる筋力を取り戻すことが大切です。

1 min

下半身を鍛えることで魔法の薬が手に入れられる

1分体操の効果は、まだあります。

というのは、最近の研究で、**筋肉から分泌《ぶんぴつ》される「マイオカイン」というホルモンが、体のさまざまな機能に作用すること**がわかってきたからです。

そしてマイオカインには、常に分泌されているタイプと筋肉を動かすことで分泌されるタイプの2種類があり、筋肉を動かすタイプは、**下半身の大きな筋肉を鍛えるとよりたくさん分泌されると**いわれています。

研究によると、下半身の筋肉のなかでも、太ももやふくらはぎの筋肉が分泌しやすいといいます。1分体操は、まさにマイオカインを分泌するトレーニングなのです。

マイオカインの健康効果はすべて解明されているわけではありませんが、現在30種類以上が発見されていて、動脈硬化を抑えたり、脂肪の分解を促したり、免疫力を高めたりすることがわかってきています。

代表的なマイオカインは、次の6つです。

SPARC…大腸がんの発症を予防
イリシン…脳を活性化し、認知機能を改善
IGF－1…筋肉、骨、脳細胞の成長を促進
IL－6とアディポネクチン…脂肪を分解
FGF－21…脂肪肝や肝硬変を防ぐ

下半身を鍛えることで、全身の血流もよくなります。

ふくらはぎは「第二の心臓」とも呼ばれ、下半身に流れてきた血液を重力に逆らって上半身に戻すポンプのような役割を果たします。

血流が悪くなると、栄養や酸素の供給が滞るようになります。老廃物が運ばれず、免疫力の低下につながります。1分体操で下半身を鍛えることは、高めの血糖値を改善するだけではないのです。

1分体操を続けるとムダな医療費を払わなくて済む

最後に、１分体操での経済的なメリットも紹介しておきましょう。
高血糖を放置していると、やがて糖尿病を発症する可能性があります。そうなると、医療費が必要になります。

国立国際医療研究センターの糖尿病情報センターの試算によると、ひと月あたりの医療費は次のような金額になります。

・薬が処方されない場合（食事療法＋運動療法）…１９８０円（３割負担）
・薬が１種類処方される場合…３７８０円（３割負担）
・薬１種類とインスリン注射をする場合…１万１４３０円（３割負担）

糖尿病がインスリン注射を打たなければならないほど悪化すると、年間医療費は

10万円を超えます。10万円は、おいしいものを食べに行くには十分な金額ですし、近場であれば旅行に行くこともできるでしょう。1分体操で、血糖値をコントロールできるようになれば使わなくて済むお金です。

ただし、10万円は、糖尿病だけを対象とした数字です。

糖尿病の発症が怖いのは、高血圧や脂質異常症、糖尿病腎《じん》症、糖尿病網膜症などの**合併症のリスクがぐんと高まるから**です。当然ながら、合併症が発生すれば、治療費はさらにかさみます。

1分体操で血糖値を下げることができれば、少なくとも糖尿病が起点となるリスクは回避できるということです。

自宅でできる1分体操は、スポーツジムや施設に支払う費用もかかりませんし、トレーニングするための移動費もかかりません。それで、元気に長生きできる体を手に入れられるのですからコスパがよいと思いませんか。

高齢になると、ケガや病気の治療にかかる費用に加えて、介護費用のことも考えなければなりません。自力で生活できなくなると、介護サービスを受ける、介護生活のための道具をそろえる、場合によっては、家のリフォームをするなど、想像している以上にお金がかかります。

公益財団法人生命保険文化センターが実施した「２０２１年度 生命保険に関する全国実態調査」によると、介護サービス利用など毎月かかる介護費用は平均８・３万円、介護環境を整えるための車イスやベッドの購入、リフォーム費用などの一時費用は平均74万円です。

介護期間は平均で61・１カ月といわれているため、**介護にかかる平均総額は、74万円＋（8・3万円×61・1カ月）＝約581万円**となります。

これはあくまでも平均の数値で、在宅介護よりも施設介護のほうがお金がかかるし、施設も公的介護施設か民間かでも異なってきます。少し高級な高齢者福祉施設になると、年金生活ではとてもカバーできない金額になります。

さらに問題なのは、今後は老老介護のケースが増えることが予想されることです。厚生労働省の調査（要介護者と同居している世帯の老老介護・超老老介護の割合）によると、確実に増えてきています。

- **老老介護（65歳以上同士）**
  2001年40・6％ → 2022年63・5％
- **超老老介護（75歳以上同士）**
  2001年18・7％ → 2022年35・7％

1分体操で元気な体を維持することは、自分のためでもあり、大切な家族のためでもあるのです。お互いに元気なら、医療費も介護費もかかりません。そのお金を人生の楽しみに使えます。

最悪、配偶者やパートナーを介護せざるを得なくなったとしても、元気な体なら介護することができます。介護は、介護する側にも大きな負担がかかります。健康な体を維持できていないと、最悪の場合は共倒れ。**人生100年を楽しむためにも、いつまでも自力で活動できる体を維持することはとても大切**なのです。

解説者紹介

（掲載順）

国際医療福祉大学医学部
リハビリテーション医学教室 教授

角田 亘（かくだ・わたる）先生

国立循環器病センター内科脳血管部門、スタンフォード大学脳卒中センター（客員研究員）などを経て、2006年 東京慈恵会医科大学リハビリテーション医学講座。2012年より東京慈恵会医科大学リハビリテーション医学講座准教授、2017年 4月より現職。日本リハビリテーション医学会専門医・指導医、日本神経学会専門医・指導医、日本脳卒中学会専門医・指導医。

医療法人うさみ内科院長
日本内科学会認定医 日本糖尿病学会所属

宇佐見啓治（うさみ・けいじ）先生

専門分野は内科全般、糖尿病・高血圧・高脂血症・肥満などの成人病治療。約30年前から、糖尿病の運動療法に筋力トレーニングを取り入れ、食事療法との併用で目覚ましい治療効果を上げる。著書『血糖値がみるみる下がる！7秒スクワット』（文響社）は18万部を超えるベストセラーに。

オーストラリア・エディスコーワン大学
医科健康科学部 教授

野坂和則（のさか・かずのり）先生

専門は運動生理学。学術研究論文数は370編を超え、エキセントリック運動に関する研究の第一人者として世界に知られる。現在は「エキセントリック体操」を世界に広める活動を行っている。主な著書に『60歳からはじめる エキセントリック体操』（東洋館出版社）、『ゆーっくり座れば一生歩ける！』（日本文芸社）などがある。

筑波大学大学院
人間総合科学学術院 教授
医学博士

久野譜也（くの・しんや）先生

スポーツ医学分野において、サルコペニア、肥満、中高年の筋力トレーニング、健康政策などを研究。2002年に「日本全国を元気にする」というミッションを掲げ、大学発ベンチャー（株）つくばウエルネスリサーチを設立。「科学的根拠に基づく健康づくり」という基本概念のもとに、超高齢化に伴う健康課題に対して健康情報の発信のあり方やまちづくり、コミュニティの再生などのアプローチを含めた解決策を提案する。

参考文献

『60歳からはじめる エキセントリック体操』（著／野坂和則ほか　東洋館出版社）
『血糖値がみるみる下がる！ 7秒スクワット』（著／宇佐美啓治　文響社）
『血糖値がみるみる下がる！ ダブルスクワット』（著／久野譜也　文響社）

血糖値 ヘモグロビンA1c
自力で下げる！
名医陣が教える
最新1分体操大全

編 集 人　辺土名 悟
編　　集　わかさ出版
編集協力　洗川俊一
装　　丁　下村成子
本文デザイン　ドットスタジオ／G-clef
撮　　影　高橋昌也（fort）
モ デ ル　中野優香
イラスト　石玉サコ
校　　正　東京出版サービスセンター、荒井よし子
発 行 人　山本周嗣
発 行 所　株式会社文響社
ホームページ　https://bunkyosha.com
メール　info@bunkyosha.com
印刷・製本　中央精版印刷株式会社

本書は専門家の監修のもと安全性に配慮して編集していますが、本書の内容を実践して万が一体調が悪化する場合は、すぐに中止して医師にご相談ください。また、体調や疾患の状態には個人差があり、本書の内容がすべての人に当てはまるわけではないことをご承知おきのうえご覧ください。

本書の情報は発売日時点の情報に基づいています。